U0002500

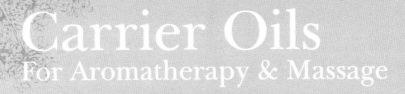

Carrier Oils
For Aromatherapy & Massage

芳香療法
植物油寶典

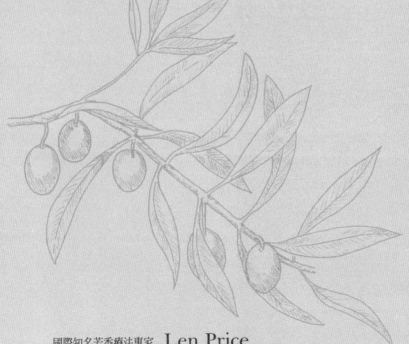

國際知名芳香療法專家 **Len Price**
Ian Smith & Shirley Price ◆著

中華芳香照護教育推廣學會理事長　張元貞◆審訂

源臻芳香照護學院出版團隊◆譯

本書作者廉‧普萊斯（Len Price），對精油有著濃厚興趣，投入畢生的工作時間研究精油的成分屬性、使用安全以及其他相關研究。他曾與雪莉‧普萊斯（Shirley Price）合著另一本聲譽卓著的書──《健康專業的芳香療法》，並獨力編著了改版前的《芳香療法中的基礎油》一書。身為一位合格的芳療師，廉‧普萊斯不但積極協助成立國際專業芳療師協會，成為協會會員，還大力將芳香治療學（芳療藥學）發展為芳療業界中特殊的一門學科。他與雪莉‧普萊斯共同經營了一個世界知名的組織長達二十年，以推廣芳療教育訓練及品質優良的產品。

廉‧普萊斯非常感謝艾恩‧史密斯（Ian Smith）及雪莉‧普萊斯在寫作本書時的支持與協助。艾恩‧史密斯是專業的化學家，也是以教授精油與基礎油化學為人敬仰的老師，他對本書在化學領域方面有很大的貢獻。雪莉‧普萊斯則是世界知名的芳香療法的領導者，著有七本常駐暢銷書排行榜的芳療相關作品，也已經教授芳香療法長達四分之一世紀之久。

作者小記

　　本書盡了最大的努力，以確保書中提到的所有植物與其相關產品可能造成的危險，都有明確標示，以期讀者小心使用所有植物製品。和許多日常用品一樣，所有的植物和植物油，如經不當使用都會造成傷害。例如規定外用的產品卻被用以口服，或使用過量以及時間過長，就可能導致過敏或其他不可預料的敏感反應。作者並不建議以植物油取代醫師處方以及藥物治療，即便這種療法或許可以作為輔助；作者也無法認定或保證書中所列出的所有療效，決定要使用這些植物油時，應斟酌個別案例。

張元貞

現任中華芳香照護教育推廣學會理事長

英國 Penny Price 芳療學校台灣分校校長

源臻芳香照護學院校長

曾任弘光科技大學化妝品應用系兼任講師

中華醫事學院化妝品應用與管理系兼任講師

嘉南藥理科技大學化妝品應用與管理系兼任講師

在芳療的專業知識領域裡，有著許許多多針對精油的專業研究以及著作，但是對植物油的研究和專書並不多。植物油在精油的調油處方中占的成分比率相當高，它足以影響精油的許多功效，尤其它更是精油經皮膚吸收進入人體時非常重要的媒介物。在進行按摩和日常塗抹精油時，慎選植物油的調配，將會帶來許多讓人意想不到的相乘作用，更何況許多植物油本身的藥草特性，在單獨使用上並不亞於精油的療效。

植物油對於許多身心症狀有著重要的療癒作用，然而許多人對「油」的錯誤認知和刻版印象，使得芳香療法在剛開始推動時相當困難，因為芳療使用的精油與植物油讓許多人聞「油」色變，深怕造成皮膚的負擔，但是在了解精油是具揮發性的植物化合物之後，精油的使用慢慢被接受了，唯獨對於調和植物油始終還是抱持著偏頗的觀念，因此在植物油的相關專業知識及臨床運用經驗並不多的情形之下，這本植物油專書將為許多芳療研究及臨床精油的使用上提供更多幫助。

以目前台灣在芳療相關的教育推動上，我很樂見愈來愈多人重視專業教育，雖然現今也有各式各樣國際芳療協會認定的機構在推廣芳療教育，但是每個芳療團體的訴求和目的不同，所教授的芳療專業也就不同，例如「偏向美容式的芳療」和「專業的芳療」知識畢竟還是

有所差別，因此依我個人在芳療照護的臨床經驗，我認為不管是美容式的芳療或專業的芳療學習，都應該不能脫離臨床個案的經驗累積。

不管芳療在西方有著再多的學術專業知識，到最後還是必須把專業實踐在臨床經驗中，如何將專業知識印證在臨床的個案上，才是我們推動芳香照護真正的目的所在，因此如何將西方的藥草療法在東方發揚光大，本土的學術醫療臨床經驗，相形之下也就更加重要了。

最值得欣慰的是，目前中華芳香照護教育推廣學會在推動芳香照護上，已經能夠讓所培訓的國際芳療師在取得國際認同資格後，於全台灣各地醫院的安寧病房、安養機構以及精神病院持續發揮芳香照護的志工精神在醫院提供照護，也藉此獲得最好的臨床學習機會。在此要感謝我們 Penny Price 歷屆畢業的國際芳療師，因為有你們的付出讓許多病患得到了最大的身心舒緩，你們所做的一切將會為芳療在學術醫療上帶來最實際的貢獻。

從長久以來醫院的芳香照護上，我們證實了在相同處方中使用不同的植物油，於個案的症狀處理上所能帶來的功效。這本《芳香療法植物油寶典》將能夠提供更多相關的專業依據，希望此書能在眾多芳療著作中，提供我們在精油的使用上不同的芳療專業視野，讓我們重新思維處方的真正意義與價值。

你可以說：這本書是採擷了許多其他人的花朵，將之集結成束，我所做的，不過如同綁在花束上的那根細繩罷了。

Essais III xii Michel Eyquem de Montaigne 1588

這份資料是經過長時間多方集結而成。早在這本書完成之前，芳香療法就已經有大量的研究資料，此書並非試圖下什麼定論，而只是在這個邁向重新覺醒的領域中一塊踏腳石罷了。

一般而言，使用於芳療按摩作為基礎油的穩定油指的是不會揮發的植物油，其品質並不受到重視。如果大家能更瞭解某些基礎油的真正價值，對療程絕對是有益無害的。許多穩定油本身就有令人滿意的療效，在諸多療程中基礎油的選擇應該與精油一樣謹慎。基礎油的品質也應該被仔細考慮，畢竟，在以按摩方式進行的芳療療程裡，用在顧客身上的配方中，它們可是超過90％。如果配方的主要成分，如：基礎油，是在不合標準或不合治療技術規範的方式下製造，選用高品質精油製作出的調合油也沒多大意義了。適合油炸的精煉油當然有它

們的功用，但並不適合用於療程。

　　植物有其使命——轉化太陽能為人們可以吸收的能量，維持人類生命的永續存在。因此，作為穩定油來源的植物，應該盡量暴露在又多又好的陽光下。從陽光充足地區生產出來的植物油，具有充滿生命力的能量與內在作用力，而多雲霧地區生產的植物油則否。（在此刻意不用「生命之源」一詞以免產生誤解）

　　穩定油具有潤滑、軟化以及可食用的性質，結合了營養與芳療這兩個不可分的領域。任何對於基礎油的學習與研究，都必然激起對這種富含維他命、礦物質和全面保養健康性油類的興趣，只是本書無法完整提供飲食攝取方面的資料。希望接下來本書的內容，可以幫助讀者對於芳療以及按摩的研究，並引導讀者選用最合適且有效的基礎油。

　　雖然油類在營養學方面研究資料很多，但是在按摩方面所做的研究卻很少。所以，本書中某些我認為適當的文獻引用，有時是一種類似軼事式的說明，這點在部分讀者眼中可能會認為是缺點。不過，我反而希望藉由

本書，能激起讀者的動機，去積極瞭解這些令人好奇且十分有用的油類，以更認真態度面對它們。作者將非常樂於收到讀者認為有助益的個人實用經驗，凡與書中所提到或甚至未提到的穩定油相關資訊，未來作者都會考慮將它們加入內文，以增加芳療師及按摩師的參考資料。

從某一個方面來說，知識如同愛一般，你付出越多，便得到越多。

Len Price

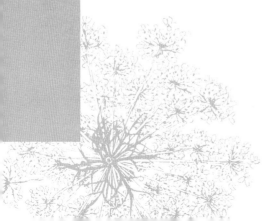

目錄 *Contents*

目錄 Contents

目錄 Contents

第一章

植物油的介紹

芳香療法植物油寶典 *Carrier Oils For Aromatherapy & Massage*

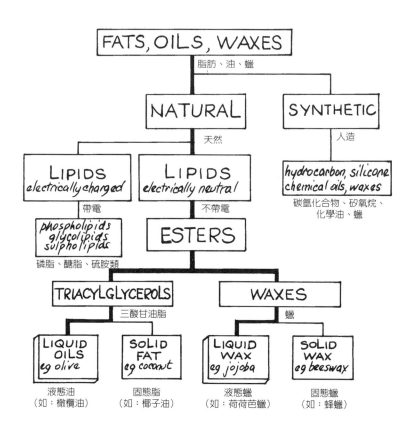

表 1.1 脂質

第 *1* 節

做為基礎油的穩定植物油

介紹

　　脂肪與油是我們人體的一部分。它是食物與人體構造中的必要成分，也是維持生命的要素，我們從喝母奶的時候起，就已經在消耗和吸收它們了。脂肪和油在身體發育期提供所需的能量，在老年期也同樣不可或缺。大多數人不太瞭解的是脂肪與油有非常多的種類，每一種都有獨特的組成和功能，我們應從各式各樣的油與脂肪中選擇自身需要以及適合的種類，並且更深入去瞭解這些自然產物間的差異與營養價值。

　　每個人都知道油脂被廣泛使用在皮膚的保養配方上，用以改善膚質、指甲以及頭髮的狀況。然而當實際運用在按摩時，芳療師對他們所使用的植物油屬性與用處，可能不

夠重視。希望這本不無闕漏的書，能增加植物油使用者的知識與用法，從而對健康帶來更大的助益。為了適當使用植物油並獲致最大功效，學習並暸解它們多樣性的組成結構是必須的，這些成分將左右精油的選擇以達成某些特殊效果。本書最後有實用的參考附錄表，可作為用油指南，但每一種油的組成成分另依字母順序列在第二章，讀者可以在其中找到相關的細節與建議。

定義與專有名詞

　　精油與穩定油──穩定油與精油間有明確的不同，芳香療法與按摩中被當作基礎油的植物油，被歸類於穩定油之中，因為它們並不具有揮發性，相反的，植物精油則具有揮發性。

　　◎穩定油，因為它潤滑以及不揮發的性質，會在紙上留下油印。

　　◎精油則不會在紙上留下油印，不過有顏色的精油會留下色汙。

　　◎穩定油不可溶於酒精。

　　◎精油一般可以溶於酒精。

　　通常，穩定油可溶於乙醚、氯仿（三氯甲烷）以及有機醇類。所有的精油都可以以各種濃度比例與穩定油完全相溶，有些無恥的供應商便利用這個特性，以穩定油稀釋精油，來矇騙粗心的消費者。

　　脂質──以化學的角度來看，穩定油可以被視為脂質。

脂質在自然界的動、植物中都可以找得到，它包含了油類
和脂肪是一個多樣性化合物的大家族。雖然在室溫約 15℃
時，油類呈現液態而脂肪呈現固態，但它們其實有著相似
的結構（詳見表 1.1）。

　　三酸甘油脂──油類與脂肪是由一種稱之為甘油的特殊
醇類與另一種稱之為脂肪酸的特殊有機化合物，經過化學
反應而成，脂肪酸通常都由長串的碳氫化合物鏈組成，通
常由 16 或 18 個碳原子，連接著一個羧基（－COOH）。分
子中有雙鍵價的稱為不飽和，不含雙鍵價的則稱之為飽和。

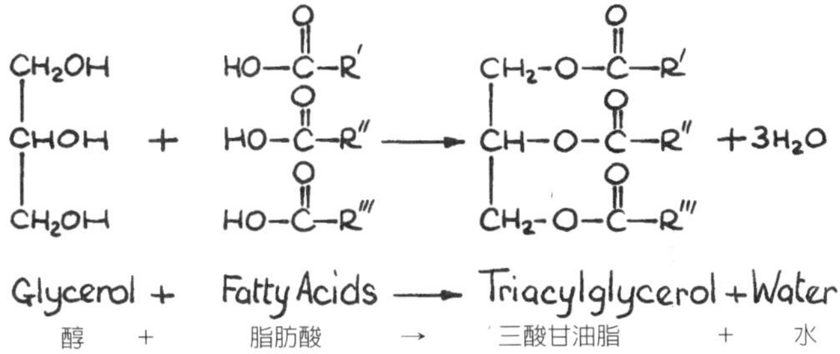

圖 1.1 甘油、脂肪酸化合成三酸甘油脂

　　醇與脂肪酸化合作用出的三酸甘油脂，有許多不同的稱
呼，包含三種不同的化學簡式 R'、R"和 R""，分別代表著不
同碳原子鍵價狀態。單一的三酸甘油脂，脂肪酸中三個 R
分子分別各自結合成一個甘油分子，複合的三酸甘油脂則
結合為不同的分子。並不令人意外的是在自然界中，天然
形成的三酸甘油脂都是複合的。

　　三酸甘油脂在我們的飲食中扮演著重要的角色，人體利
用脂肪分解酵素加以消化，在體內進行與上述化合作用相

反的逆反應，這個過程稱之為皂化，皂化使脂肪酸得以自三酸甘油脂還原出來以供人體使用。

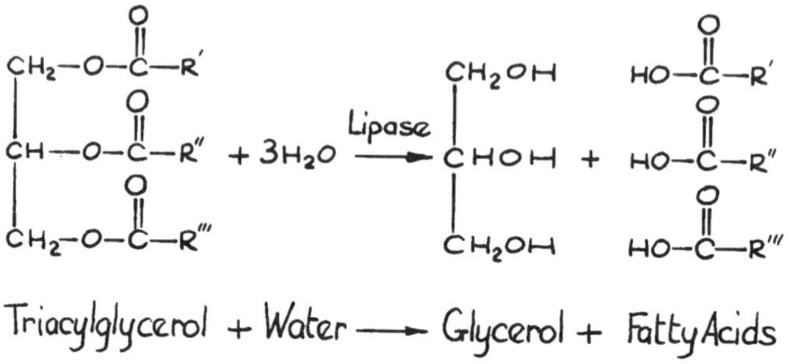

$$CH_2-O-\overset{O}{\overset{\|}{C}}-R' \quad\quad\quad\quad CH_2OH \quad\quad HO-\overset{O}{\overset{\|}{C}}-R'$$
$$CH-O-\overset{O}{\overset{\|}{C}}-R'' + 3H_2O \xrightarrow{Lipase} CHOH + HO-\overset{O}{\overset{\|}{C}}-R''$$
$$CH_2-O-\overset{O}{\overset{\|}{C}}-R''' \quad\quad\quad\quad CH_2OH \quad\quad HO-\overset{O}{\overset{\|}{C}}-R'''$$

Triacylglycerol + Water ⟶ Glycerol + FattyAcids

三酸甘油脂　　　+　　　水　　→　　醇　　+　　脂肪酸

圖 1.2 三酸甘油脂分解成甘油、脂肪酸

礦物油——礦物油是分子質量較高的碳氫化合物，和來自植物的脂質與三酸甘油脂有著不同的化學組成。礦物油無法被人體的消化系統分解，因此並沒有營養價值。

礦物油也是油狀、滑膩的，因為會阻塞毛孔，所以不使用於按摩。不過，因為這種能封住毛孔的性質，我們會把它用在嬰兒的小屁股上，預防因為尿液滲入所引起的尿布疹。

植物油——芳療按摩所使用的調和劑以植物油為主體，其功能可說是塗抹在身體上精油的載體、或媒介，因此也被稱為基礎油。它同時也是潤滑劑，讓按摩的推抹動作比較好做，也或多或少有軟化的作用。

基礎植物油——甜杏仁油、杏桃仁油、葡萄籽油、桃仁油及向日葵油是最常見的基礎植物油，不論有沒有配合精油都可以直接用於簡易的身體按摩，一般說來沒什麼顏色，

不會很濃厚，味道也不重，除非是核仁和種子先行烤過，用以製造香氣十足的料理油。

特殊植物油——有些植物油比基礎植物油更黏也更厚重，有時價錢也比較貴，包括鱷梨油、芝麻油、玫瑰籽油和小麥胚芽油在內的植物油皆屬此類。較厚重的如鱷梨和小麥胚芽就很少被單獨使用，較常見的用法是以 10～25 % 的比例混入 75～90 % 的基礎植物油之中調和使用。

浸泡油——因製作方式的不同，浸泡油相較於之前所提到的植物油而言，有一些其他的特性。某些植物的特定部位切碎後加入指定的植物油，通常是加入向日葵油或橄欖油中，曝曬在充足的陽光下幾天後，輕輕搖動幾次，所有植物素材中溶出的混合油，包括精油的成分就會留在基礎油當中，這些成分也因此多出某些特有的療效，浸泡過的混合液必須經過仔細過濾，以去掉原來加進去的植物素材。

有機植物油——嚴格說來，有機植物油只能由經過認可的有機植物生產製造，這種油的可靠來源並不容易找到。「有機」一字指的有可能是原料或加工方式，例如有機栽種的植物經由非有機的製造方式生產植物油；或者更常見的是，因為有機的原料不易取得。有機的生產過程一般是指未添加化學成分，只有取自有機植物原料且經過有機方式生產，才稱得上是真正的有機植物油。

每個國家對有機栽種及有機生產方式的相關規定都不同，有些國家甚至沒有準則，想找到某些特殊品質的植物油是相當困難的。

穩定植物油的製造

市售植物油一般都是直接進口來加工製造的，但品質好的植物油則是直接取自核果與種子。以精油來說，許多因素都會影響成品的好壞：

◎取得品質良好的原料是最重要的

◎採收的時機

◎儲存的狀況

◎榨取的方式

◎運送的方法

通常儲存原料比儲存「完成」或「半完成」的油製品要好，因為種子有它們天然的抗氧化成分，也有強韌的外殼保護並防止氧化。如果儲存過程中有變質的情形，通常都會形成塊狀物而與原料中的油分離。

很明顯的，取自種子與果實的植物油，如：甜杏仁和杏桃仁，是比暴露在農藥噴灑及污染下的玉米或向日葵受到更多保護。

冷壓油——冷壓的植物油通常是最好的，要比我們在超級市場找到的那些植物油好。在冷壓的過程中，最重要的是要避免過高的熱度，以降低油品天然特性的轉變。

冷壓有兩種傳統的作法，一是將原料如：種子、核果或核仁，以一種經由水壓的簡單方式壓榨，適用於較軟的種子如：芝麻與葵花籽。

像紅花這一類較硬的種子，需要更強烈、更有力的榨油機來壓碎植物原料，且可能經過不止一次的重複壓榨。這

個過程會產生某種程度的熱能，在法國，冷壓的法定標準是要全程低於 60℃，但是英國的標準則不同。某些特殊的供應商，也許能提供低於 45℃ 所生產的植物油，但如此一來所能得到的油量較少，相對的價格也會比較高。

壓榨後所得的油中，往往混雜著細小的雜質，需要經過一連串的過濾來加以去除，過濾的最後一層是紙。通常這些油都清澈、有自己的味道且能完整保有營養價值，但鱷梨油例外，尤其是在低溫時它的油通常是混濁的。過濾後的漿狀剩餘植物渣仍保有一些油分，這些油渣通常可用作動物飼料，或運往其他工廠做進一步的壓榨、萃取。然而，這些再次經過高溫、高壓、蒸氣或溶劑處理所壓榨得到的植物油，則不適用於芳香療法與按摩。

芳香療法植物油寶典
Carrier Oils
For Aromatherapy & Massage

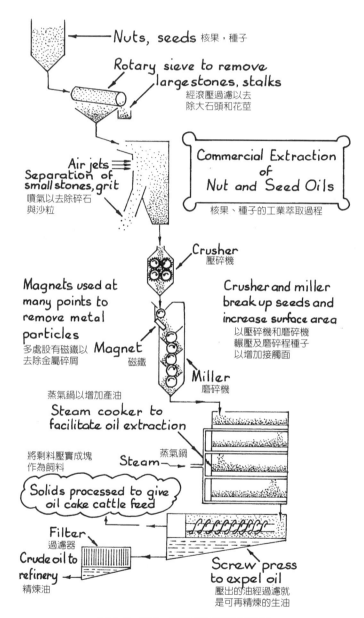

Nuts, seeds 核果，種子

Rotary sieve to remove large stones, stalks
經滾壓過濾以去除大石頭和花莖

Air jets
Separation of small stones, grit
噴氣以去除碎石與沙粒

Commercial Extraction of Nut and Seed Oils
核果、種子的工業萃取過程

Crusher
壓碎機

Magnets used at many points to remove metal particles
多處設有磁鐵以去除金屬碎屑

Magnet
磁鐵

Crusher and miller break up seeds and increase surface area
以壓碎機和磨碎機輾壓及磨碎程種子以增加接觸面

Miller
磨碎機

蒸氣鍋以增加產油
Steam cooker to facilitate oil extraction

將剩料壓實成塊作為飼料

Steam
蒸氣鍋

Solids processed to give oil cake cattle feed

Filter
過濾器

Crude oil to refinery
精煉油

Screw press to expel oil
壓出的油經過濾就是可再精煉的生油

圖 1.3a 核果、種子的工業萃取過程

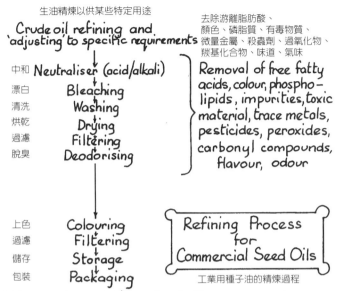

生油精煉以供某些特定用途

Crude oil refining and adjusting to specific requirements

去除游離脂肪酸、顏色、磷脂質、有毒物質、微量金屬、殺蟲劑、過氧化物、羰基化合物、味道、氣味

中和 Neutraliser (acid/alkali)
漂白 Bleaching
清洗 Washing
烘乾 Drying
過濾 Filtering
脫臭 Deodorising

Removal of free fatty acids, colour, phospholipids, impurities, toxic material, trace metals, pesticides, peroxides, carbonyl compounds, flavour, odour

上色 Colouring
過濾 Filtering
儲存 Storage
包裝 Packaging

Refining Process for Commercial Seed Oils

工業用種子油的精煉過程

Nitrogen is used throughout the process to displace oxygen to prevent the formation of peroxides and carbonyl compounds. This is to improve stability and to protect unsaturated fatty acids which are prone to oxidative deterioration.

氮分子在這個過程用以取代氧分子，以預防過氧與羰基化合物的生成，保護易氧化變質的不飽和脂肪酸，使其性質更穩定。

圖 1.3b 工業用種子油的精煉過程

精煉油

高度精煉的油通常因應一些大量使用者的需求而製造，如：製藥工業、烹飪油製造商、食品加工業以及化妝品公司。這種工業化的製油過程，可以得到的油比冷壓更多。

上述過程通常脫離不了高溫以及使用化學添加物，往往

也因此失去了油的天然屬性。這種油的天然特性已經遭到改變，並不適合用於芳療，它們通常出現在超市的架子上。

精煉過程

◎漂白以去除顏色。未精煉的油通常每批顏色不同，漂白可使它們顏色統一。之後再用「天然」色素，如葉黃素（葉綠素衍生物）或 β 胡蘿蔔素上色，以使成品符合標準色澤。

◎去除味道和氣味，使成品溫和而無味。製油過程中會產生一些氣味及味道強烈的天然化學物質，如：乙醛或酮類，必須以約 200℃ 的超高溫蒸氣加以去除。

◎加入人工抗氧化劑以延長保存期限。

◎加入維他命及礦物質以彌補製造過程中所流失的部分。

◎去除有機溶劑成分。製油時加入己烷和礦油精等有機溶劑可以增加油的產量，這些溶劑最後都要被去除。精煉過程可以除去多數溶劑殘留，但還是會殘留 1～2ppm。

◎去除有腐蝕性及帶苦味的游離脂肪酸。油中的游離脂肪酸量可以酸價表示，當酸價數值超過 5.0，食用時喉嚨會有燒灼感。游離脂肪酸含量較高的油也可能跟金屬製的容器產生化學反應，進而使產品變質、縮短保存期限。這種酸可以氫氧化鈉加以中和。

◎去除天然蠟質，以防止油品在低溫（如：4℃）儲存時產生混濁。

即使經過以上這些過程，生產出來的油品仍可以合法地被標榜為「純淨」或是「天然」。以下即是節錄自某植物油的產品標示：

……1985 及 1986 年採收的種子，於 1986 年十月壓榨，並經由溶劑直接萃取，所取得的生油再經磷酸及鹼化處理，並以活性化黏土及碳漂白、脫臭，最後產生出 0.7 級的顏色、無刺激性味道與香氣的油。

這樣的純淨油或許可以用於芳療與按摩中——但絕不是什麼好的選擇！

儲存方式

構成穩定油的三酸甘油脂可以承受空氣中的氧化與濕氣的侵害，但其中的脂肪酸仍會氧化並隨著光線或溫度產生化學反應，因此正確的存放方式很重要。

大量的油應存放在低溫且有惰性氣體的不銹鋼瓶中，運送時也應保持在適當且陰涼的環境中。芳療師應將油存放在暗處，如果是精油，瓶子上端的空氣應減到最少，不是立刻要用的話，應該分裝到小瓶子裡，每次要用再分別使用。

結語

基礎油的品質與精油的品質一樣重要，不幸的是，市面

上次級品還是很常見。芳療師應該選用精煉程度最低、最天然材料製作的冷壓植物油，且最好是由具專業知識的精油供應商所生產。投入時間與精力，與可靠而技術優良的廠商建立良好關係，是絕對值得的。

第 *2* 節

穩定油的化學成分

我們在前一章提到精油與穩定油化學上的差異，這些差異形成了兩者明顯對比的特性。

性質	穩定油	精油
揮發性	低	高
黏性	高	低
香氣	淡	濃
醇類相溶性	不可溶	可溶
軟化	可	不可
萃取	溶劑或壓榨	蒸餾或壓榨
食用	可食	少部分可食（經監督）

表 2.1 穩定油與精油的特性對照表

有時候，要分辨百分之百純精油和調和基礎油的精油是很難的，有個簡單但非絕對的方式是在手背滴一滴精油看看以下情形會不會發生：

◎如果是蒸餾或壓榨的純精油，很快就會從皮膚上消失。

◎如果是白松香純精油，會有一點點油膩和顏色；又如

同純天然的檀香也具有黏性，並有點油膩。

◎如果精油混合了基礎油，那麼手背就會有潤滑感。

三酸甘油脂

我們已經討論過穩定油的特性，它主要的成分就是甘油和一系列的脂肪酸，當甘油與三個不論是相同或相異的酸結合，這種特殊的脂類就會形成。

甘油幾乎可說是每種植物油中都有的成分，而各種基礎油之間的差異可歸因於其脂肪酸性質的不同，組成三酸甘油脂的三個醇群，可能與三個相同或相異的酸結合，就因為有那麼多不同的脂肪酸，於是生成了各式各樣的植物油。

脂肪酸

構成三酸甘油脂的有機酸群，最早是在動物的脂肪中發現並命名的，如今我們知道植物油也含有這種成分。可與甘油結合進而形成三酸甘油脂的脂肪酸種類很多，這些脂肪酸可由它們分子中所含的碳原子數量來區別。

雖然碳鏈的長度各有不同，但其鍵價排列方式卻很規律有秩序，也就是說一個有機酸群會在碳鏈的某一端，由一個碳原子、兩個氧原子及一個氫原子組成，稱為羧基，以COOH表示。例如：

HCOOH	甲酸（又稱蟻酸）
CH_3COOH	乙酸（又稱醋酸）
CH_3CH_2COOH	丙酸
$CH_3CH_2CH_2COOH$	丁酸
$CH_3CH_2CH_2CH_2COOH$	戊酸
$CH_3CH_2CH_2CH_2CH_2COOH$	己酸

如此延續下去，愈多的CH_2組串成愈長鏈的化合物。

表 2.2 短鍵價脂肪酸

這些酸的名稱是目前的用法，你可以在第一及第二行看到諸如甲酸和乙酸的舊名，分別叫做蟻酸和醋酸。

有機酸不像無機酸具有侵蝕和腐蝕性。

植物油中的三酸甘油脂化合物有著比表 2.2 所列舉的脂肪酸更長的碳原子鏈，其分子更大、質量更重。這些分子組成龐大的脂肪酸化合物，可用一種比較好寫的簡式來表示，我們只要算碳原子的數量並加以標示即可，例如：戊酸寫作C_5酸，己酸寫成C_6酸，比較重要而引起我們興趣的化合物是在$C_{12}\sim C_{24}$這個範圍之中。

顯然長鍵價脂肪酸與甘油化合成的三酸甘油脂，相較於精油的分子是非常龐大的，且大到不易穿透皮膚。

因為人類無法察覺C_{20}以上分子的氣味。

參考資料通常是為了了解植物油的脂肪酸成分所製作，因為辨別出有哪些不輕易溶解於油中的脂肪酸是很重要的，例如：在未結合狀態下，卻能參與、產生反應。這些脂肪酸都屬酸類，且已經與甘油反應形成適當的三酸甘油脂，分子狀態穩定。

與植物油結合在一起、最普遍的脂肪酸分子，是來自於

有 18 個碳原子的硬脂酸——十八烷酸（octadecanoicacid），其化學分子式如下：

CH$_3$CH$_2$CH$_2$CH$_2$CH$_2$CH$_2$CH$_2$CH$_2$CH$_2$CH$_2$CH$_2$CH$_2$CH$_2$
CH$_2$CH$_2$CH$_2$CH)2COOH

使用簡式 C$_{18}$ 要簡單多了

十八烷酸（octadecanoicacid）過去又被稱為硬脂酸（stearicacid），因為這個名字「stearicacid」讓很多人以為此酸只來自於動物，事實並非如此，植物性的硬脂酸也非常廣泛，雖然十八烷酸的使用可避免誤解，但它較普遍名字「硬脂酸」還是最常被使用。

飽和脂肪酸與不飽和脂肪酸

現代人幾乎都聽過飽和脂肪酸、單一不飽和脂肪酸和多元不飽和脂肪酸，但是它們究竟是什麼意思呢？

碳原子彼此間可形成單鏈和雙鏈：

C—C 單鏈　　　　C=C 雙鏈

當脂肪酸內的碳原子未與其他最可能連結的原子結合，其組成成分只包含了單鏈碳原子，即所謂的飽和脂肪酸；反之若包含了一個或多個以上的雙鏈碳原子，即為不飽和脂肪酸。又脂肪酸中包含一個雙鏈碳原子，即稱為單一不飽和脂肪酸；若超過一個以上的雙鏈碳原子，即為多元不飽和脂肪酸。

脂肪酸中雙鏈的有無，是決定脂肪酸簡式的方式，其簡式也可以一般名詞呈現，如下：

硬脂酸（Stearic acid）	C18：0	飽和非雙鏈
油酸（Oleic acid）	C18：1	不飽和一個單鏈
亞麻油酸（Linoleic acid）	C18：2	多元不飽和兩個多鏈
次亞麻油酸（Linolenic acid）	C18：3	多元不飽和三個多鏈

表 2.3 飽和與不飽和脂肪酸

　　此表意謂硬脂酸這類脂肪酸的分子鏈包含 18 個碳原子，其中沒有任何雙鏈碳原子；而油酸的分子鏈也包含了 18 個碳原子，但它卻有一個雙鏈碳原子。

　　飽和脂肪酸──被稱為「硬」脂酸是因為大多是由三酸甘油脂所組成，成分包含了飽和脂肪酸鏈，例如：棕櫚油酸和硬脂酸。在所有的植物油裡，最飽和的產品就是椰子油，它包含了來自油酸的三酸甘油脂，油酸是一種會在奶油裡發現的物質。

簡式	一般名稱	現今的名稱
C12：0	月桂酸（lauric）	乙烷酸（dodecanoic）
C14：0	肉豆蔻酸（myristic）	十四烷酸（tetradecanoic）
C16：0	棕櫚油酸（palmitic）	十六烷酸（hexadecanoic）
C18：0	硬脂酸（stearic）	十八烷酸（octadecanoic）
C20：0	花生酸（arachidic）	二十烷酸（eicosanoic）
C22：0	山嵛酸（behenic）	二十二烷酸（docosanoic）
C24：0	木焦油酸（lignoceric）	二十四烷酸（tetracosanoic）

表 2.4 常見的飽和脂肪酸

　　不飽和脂肪酸──因為三酸甘油脂含有高比例的不飽和脂肪酸，如：棕櫚烯酸和油酸，在室溫下油會呈現液狀。

簡式	一般名稱	現今的名稱
C16：1	棕櫚烯酸（palmitoleic）	9-十六烷烴（9-hexadecanoic）
C18：1	油酸（oleic）	9-十八碳烯酸（9-octadecenoic）
C18：2	亞麻油酸（linoleic）	9,12 十八碳二烯酸 （9,12-octadecenoic）
C18：3	次亞麻油酸（linolenic）	9,12,15 十八碳三烯酸 （9,12,15 octadecenoic）
C20：4	花生四烯酸（arachidonic）	5,8,11,14-二十碳四烯酸 （5,8,11,14 eiccosapentaenoic）
C20：5	過氧化自由酸 （timnodonic）	5,8,11,14,17-二十碳五烯酸 （5,8,11,14,17 eiccosapentaenoic）

這些數據意指雙鏈在鏈中的位置。

表 2.5 常見的不飽和脂肪酸

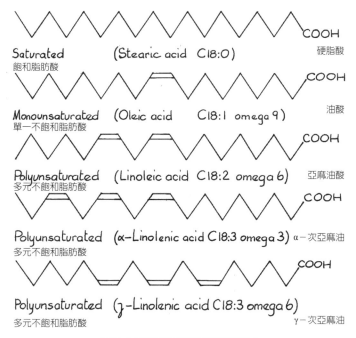

圖 2.1 飽和與不飽和脂肪酸圖示

　　植物油含有比例高於 80 ％的不飽和脂肪酸分子，這也就是為什麼植物油對我們的健康這麼的重要。脂肪酸中雙

鏈並不如單鏈強壯,在化合物的組合裡雙鏈是較弱的元素。雙鏈一旦被打開,可以吸收其他分子,以傳達至身體各處,也可以有助於三酸甘油脂的消化和分解。

　　人類的奶水易於消化,根據分析顯示,人乳以不飽和脂肪酸的油酸為主,不僅富含維生素 E 和三酸甘油脂,也可以經由鹼性反應分解。相對的,牛乳則含有較大比例的飽和脂肪酸分子,比母乳的維生素 E 含量低了 80%,牛乳是在酸性反應下完成分解的,因此並不容易消化。

必需脂肪酸

　　我們的人體無法製造一些幫助身體維持健康的脂肪酸,因此我們必須透過飲食來加以攝取(WHO1990)。它們之所以被命名為「必需」,就是因為它們的確非常重要,亞麻油酸與次亞麻油酸這兩種脂肪酸即屬此類。

　　必需脂肪酸與體內自然產生的前列腺素相似,它可以調節血壓,增進器官血液循環,並幫助減少血塊。

　　γ-次亞麻油酸(GLA)是一種前列腺素E1(PGE1)的前趨物質,類似賀爾蒙,因此植物油內若富含穩定的γ-次亞麻油酸(GLA),對無法自行製造此物質的人很有幫助。缺乏這些酸類,將造成人體產生病痛和視力惡化(詳見圖2.2)。

芳香療法植物油寶典
Carrier Oils
For Aromatherapy & Massage

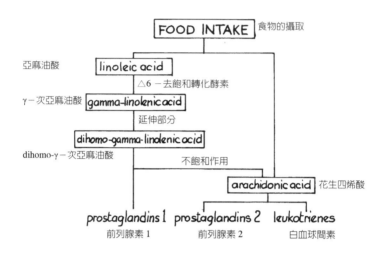

圖 2.2 人體內前列腺素的生產

　　亞麻油酸（LA）和α－次亞麻油酸是必需脂肪酸。γ－次亞麻油酸（GLA）是人體從亞麻油酸中製造出來的。前列腺素有很多的功用，包括生長、細胞結構和新陳代謝。

　　在植物油中發現的化合性脂肪酸——芳香療法中所使用的許多基礎油，是來自甘油化合物中的重要脂肪酸。

α－次亞麻油酸	橄欖油、玫瑰籽油、向日葵油、小麥胚芽油
γ－次亞麻油酸	月見草油、琉璃苣油
亞麻油酸	月見草油、葡萄籽油、向日葵油、紅花油
次亞麻油酸	鱷梨油、月見草油、葡萄籽油、橄欖油、玫瑰籽油、芝麻油、紅花油、向日葵油、小麥胚芽油
肉豆蔻酸	葡萄籽油、荷荷葩油
油酸	葡萄籽油、橄欖油、玫瑰籽油、紅花油、向日葵
棕櫚油酸	葡萄籽油、紅花油、橄欖油、向日葵油
硬脂酸	葡萄籽油、紅花油、向日葵油

表 2.6 植物油中常見的脂肪酸

奧米茄（Omega）分類

　　如同脂肪酸 omega-3 和 omega-6，很多的脂肪酸都被以
奧米茄法來加以歸類。這全是為了提供分辨不飽和脂肪酸
中雙鏈所在的方法，雙鏈結合的位置和距離 COOH 酸群最
遠的碳原子有關，這個碳原子被稱為在奧米茄的位置：

$CH_3CH_2CH_2CH_2CH_2CH_2CH=CHCH_2CH_2CH_2CH_2CH_2CH_2CH_2COOH$

1　2　3　4　5　6　7　8　9　10　11　12　13　14　15　16 carbon n°

omega　　　　　　　　　　　　　　　　　　　　　　alpha

圖 2.3a Omega 分類法（例如：前列腺素酸是一種 Omega-7 的脂肪酸）

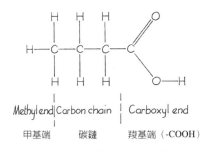

甲基端　　　碳鏈　　　羧基端（-COOH）

圖 2.3b 脂肪酸（Ｃ４：０）

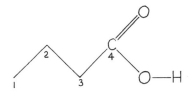

圖 2.3c 脂肪酸分子圖示

　　上述例子中，當 COOH 酸群在右邊時，碳原子會從最
左邊開始編號，最左邊的碳原子會被當成第一個來計算。
所以，omega-7 表示雙鏈位於左邊數來第七和第八個碳原子

間。此一簡式法僅能標示左邊數來第一個雙鏈的位置，無法告知有多少雙鏈在此一不飽和脂肪酸中，有可能有更多的雙鏈，但是此系統並不能顯示。

以下為飽和脂肪酸和不飽和脂肪酸的明細

舊名稱	學名	簡式
月桂酸　lauric	乙烷酸　dodecanoic	C12：0
肉豆蔻酸　myristic	十四烷酸　tetradecanoic	C14：0
棕櫚油酸　palmitic	十六烷酸　hexadecanoic	C16：0
硬脂酸　stearic	十八烷酸　octadecanoic	C18：0
花生酸　arachidonic	二十烷酸　eicosanoic	C20：0
山嵛酸　behenic	二十二碳烷酸　docosanoic	C22：0
木焦油酸　lignoceric	二十四烷酸　tetracosanoic	C24：0
油酸　oleic	9-十八碳烯酸　9-octadecanoic	C18：1 omega-9
鱈肝油酸　gadoleic	11-二十碳烯酸　11-eicosanoic	C20：1 omega-9
芥酸**　erucic	13-二十二碳烯酸　13-docosenoic	C22：1 omega-9
鯨油酸　cetoleic	11-二十二碳烯酸　11-docosenoic	C22：1 omega-11
亞麻油酸*　linoleic	9,12-十八碳二烯酸 9,12-octadecadienoic	C18：2 omega-6
α－次亞麻油酸* alpha-linolenic	9,12,15-十八碳三烯酸 9,12,15-octadecatrienoic	C18：3 omega-3
γ－次亞麻油酸 gamma-linolenic	6,9,12-十八碳三烯酸 6,9,12-octadecatrienoic	C18：3 omega-6
dihomo-γ－次亞麻油酸 dihomo-gamma-linolenic	8,11,14-二十碳三烯酸 8,11,14-eicosatrienoic	C20：3 omega-6
花生四烯酸　arachidonic	5,8,11,14-二十碳四烯酸 5,8,11,14-eicosatetraenoic	C20：4 omega-6
魚油　timnodonic	5,8,11,14,17-二十碳五烯酸 5,8,11,14,17-eicosapentaenoic	C20：5 omega-3
鰶油酸　clupanodonic	4,7,10,13,16,19-二十二碳六烯酸 4,7,10,13,16,19-docosahexaenoic	C22：6 omega-3

**芥酸被視為致癌物質。
*次亞麻油酸以兩個同質異構的形式存在（即α和γ）。

表 2.7 脂肪酸的名稱

植物油的抗菌效果

早期的天然油抗菌研究顯示，甜杏仁油加入培養菌種時，可以減少高達98.9％細菌的繁殖（Hill & Macht 1922）。在另一個實驗中，研究人員檢測不同的天然油對金黃色葡萄球菌的殺菌成效，並測量出活菌數全數被殲滅所需的時間。甜杏仁油和其他受測的植物油相比較，在使用三到四天後可以更顯著降低微生物的活動力（Bello 1942）。

油的吸收——皮膚對植物油的吸收功效，是芳療師主要考量的因素。無論如何，許多身體系統可以藉由吸收特定的植物油得到幫助，所有植物的營養特性和冷壓油息息相關，以精煉油來說卻不盡然。

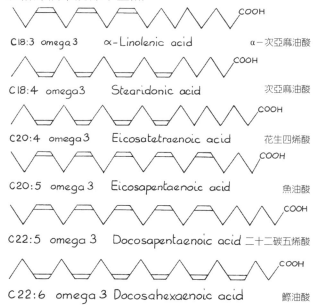

C18:3 omega 3　α-Linolenic acid　　α－次亞麻油酸

C18:4 omega3　Stearidonic acid　　次亞麻油酸

C20:4 omega 3　Eicosatetraenoic acid　　花生四烯酸

C20:5 omega 3　Eicosapentaenoic acid　　魚油酸

C22:5 omega 3　Docosapentaenoic acid　二十二碳五烯酸

C22:6 omega 3　Docosahexaenoic acid　　鰺油酸

圖 2.4 Omega 分類第三級脂肪酸的展開化學式

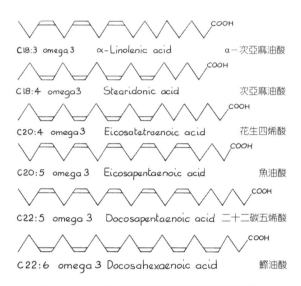

圖 2.5 Omega 分類第六級脂肪酸的展開化學式

　　為善用植物油所含的礦物質和維生素，人體必須有效地加以攝取，但一般認為植物油的分子過大無法穿透皮膚，皮膚吸收與植物油的議題，會在第二章有更深入的討論。這些油類可以被使用在沙拉醬裡，身體條件合適者，經建議也可以一個湯匙的劑量來服用。特別值得注意的是，在一些飲食專有名詞中，三酸甘油脂大都為必需不飽和脂肪酸，例如：亞麻油酸和次亞麻油酸。缺乏這些脂肪酸可能造成身體病痛或視力傷害。其他與營養有關的重要因素將會在下文簡短介紹。

　　必需脂肪酸不足症──必需脂肪酸不足症起因於飲食缺乏，這種狀況在已開發國家較少發生。必需脂肪酸不足症的症狀之一是水分高度流失導致皮膚乾燥，局部塗抹含必需脂肪酸的油可以改善這種狀況（Prottey et al 1975, Prottey

飽和脂肪酸的新陳代謝，可能會受到諸如牛皮癬和遺傳性濕疹等疾病的影響而減弱，並進而造成乾性皮膚的狀況：局部塗抹含有必需脂肪酸的產品將有助於改善。愈來愈多人認為必需脂肪酸不足症是一種因長期靜脈注射無脂肪營養（編註：病人無法口服進食，因而以靜脈注射營養維持生命），所引起的併發症。若植物油標明含有大量必需脂肪酸，這些脂肪酸就是以三酸甘油脂的形式呈現。

卵磷脂

卵磷脂是一種由脂肪酸、甘油與磷所組成，能幫助乳化作用，使脂肪被吸收。它會形成膽汁的一部分，儲存在膽囊，並與膽固醇一起產生作用，是身體重要維生功能的成分之一。卵磷脂這種物質也可以在腦部、心臟、肺臟、腎臟和保護神經的神經鞘裡發現，它可以防止液態膽固醇硬化，預防膽固醇阻塞動脈血管壁，或避免形成膽結石。它還包含了膽鹼和肌醇可以幫助脂肪新陳代謝。鱷梨油、芝麻油和大豆油中都可以發現卵磷脂。

膽固醇

膽固醇是一種由脂肪酸和酒精所組成的固醇類。許多動物脂肪中都可以發現膽固醇；它並沒有許多人印象中那麼糟，事實上它在人體的維生系統上有著重要的功能，它與

膽汁、多種的荷爾蒙和維生素 D 有著密不可分的關係，更是神經組織健康運作不可或缺的物質。

人體除了肝臟可以自製膽固醇之外，也會從食物中吸取。身體可以調節肝臟的膽固醇產量，但是若經由食物吸收過量膽固醇，身體還是會無法負荷，進而積累在動脈裡，提高動脈硬化的狀況。最終的狀況將是膽固醇附著在動脈的內壁，造成動脈通道變小甚至阻塞。

膽固醇並不會在血液中溶解，而且它會與脂蛋白（脂肪／蛋白質分子）一起循環。脂蛋白也分好壞；低密度的脂蛋白（LDL）通常被視為壞脂蛋白，因為它們會使膽固醇沉積；較高密度的脂蛋白（HDL）被認為可清除動脈內壁的膽固醇，並透過肝臟釋放。含有高度結合單一不飽和脂肪酸的植物油，例如：橄欖油，會形成較高的高密度脂蛋白和低密度脂蛋白（HDL：LDL）比例。

然而關於膽固醇這個議題相當複雜，目前並無定論，不同的實驗甚至有相互衝突的結果。有些實驗聲稱，飲食中增加不飽和脂肪酸，對改善冠狀動脈與血管硬化的幫助不大；但有些實驗則聲稱以不飽和植物油取代動物性飽和脂肪酸，可以使身體更健康長壽。然而絕大部分的證據似乎顯示減少過油的飲食攝取，避免食用動物性脂肪，以及堅持食用植物性單一不飽和脂肪酸和多元不飽和脂肪酸對健康狀況較佳。艾拉得摩斯（Eradmus, 1986）卻認為不論是肉食主義者或是素食主義者，都不必太過擔心所攝取未經過加工精煉的食品會造成高膽固醇或心血管疾病，不過應避免精煉、加工過的糖、澱粉、脂肪和油類。

氫化反應

儘管人造奶油從不飽和脂肪酸製造出來是個事實,但是很清楚的從液態油到固體人造奶油,必須經過某些形式上的轉換。這種轉換就是一種「氫化」的過程,也就是讓多元不飽和脂肪酸和氫接觸使二者結合,進而轉變成更飽和的固體脂肪。這是為了增加物質的穩定性,讓它們可以儲存比較長的時間,固化的目的是為了塗抹起來容易。

在完成氫化的過程中,天然油本質會從不飽和改變為飽和,不論是局部性或全面性的改變,其雙鏈都會遭到毀壞。這種氫化反應可以控制,且飽和的量也可以調節,因此所生產出來的植物油並不會因而變得太硬。氫化與非氫化的油可以混合成一種軟的人造奶油。大豆油經常被輕微氫化,因為隨著儲存時間拉長,它很容易走味發臭,即使是放在冷藏室亦是如此。

在氫化的過程中,部分不飽和脂肪酸的結構形式被改變,其中部分轉變後的脂肪——「反式脂肪」,原本並不存在自然界,長時間使用這類脂肪將會阻礙前列腺素分泌。近來科學證據顯示人體吸收反式脂肪時,無法再利用飽和反應過程中被破壞的雙鏈,事實上,這種情況和人體在面對飽和脂肪酸時的反應相似——也就是會提高血液中的膽固醇指數(Emmerson & Ewin 1996)。因此,根據建議,我們不該攝取高過每日平均值的反式脂肪(HMSO 1991),根據平均值,我們每日只有 2 ％的能量攝取來自反式脂肪,而約有 16 ％是來自飽和脂肪酸(HMSO 1990)。

由此可知，攝取少量的天然飽和脂肪（如：奶油），也許會比食用人工合成的飽和油脂有幫助，例如：人造奶油。

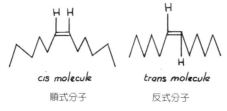

cis molecule　　　　trans molecule
順式分子　　　　　　反式分子

圖 2.6 順式與反式分子

烹調

使用不飽和脂肪酸油類烹調時，應該謹記烹調溫度愈高愈容易使油的品質因氧化而降低。也就是說這類油脂最好當作沙拉的調味料來使用，如此一來就不會有加熱的問題。但是，當必須用炒鍋熱炒或油炸時，可能會造成油高度氧化，進而產生有毒的油、煙。

具有較高發煙點（smok epoint）且較能抗高溫的油和脂肪如下（Erasmus1993）：

奶油

椰子油和其他的熱帶植物油

橄欖油

紅花油——含高量油酸

芝麻油

向日葵油——含高量油酸

食用油也可以依其抗熱性來分類，事實上法國就把食用油分為兩類：含有超過 2% α－次亞麻油酸的油類，其標籤

必須含有「植物性沙拉油」的字樣；含有不超過 2 ％γ－次亞麻油酸的油類，則必須標示為「植物沙拉和可烹調的油」。這種分類法（French Décret of December 2, 1973）可說明加熱油品將產生劣質的毒性產物。事實上，根據相關專業組織指出，不管多元不飽和脂肪酸的含量多少，劣質毒性產物的量幾乎一樣，這點和目前普遍接受的觀念相反（Bruneton 1995）。無論如何，最重要的是什麼樣的油必須配合什麼樣的使用方法，並輔以基本常識和良好的家政觀念——以適當溫度烹調，並經常更換油炸油。

去除植物油的污漬

二十幾年前想完全清除殘留在衣服上的油漬是不可能的。然而，現在的肥皂粉已經能夠處理毛巾、被子和工作褲上的油漬，但是最好還是能在油漬乾掉、硬掉之前馬上處理。

摘錄

穩定油是由甘油和長鏈脂肪酸化學反應而來，此長鏈脂肪酸或許是飽和脂肪、單一不飽和脂肪或多元不飽和脂肪。三酸甘油脂是植物油裡主要成分——不飽和脂肪酸所形成。

第 *3* 節

穩定油與皮膚滲透力

　　根據羅維爾、萊特和波頓等人的研究，在遺傳性過敏症皮膚炎上敷用植物油，患者的真皮層會顯示出正面的反應（Lovell 1981, Wright & Burton 1982, Kerscher & Korting 1992），然而，此點被夏普和法爾提出質疑（Sharpe & Farr, 1990）。此外，植物油對其他的皮膚症狀如牛皮癬也有明確效用。許多證據顯示富含必需脂肪酸的植物油，對乾性皮膚有相當的幫助。正常肌膚角質層富含飽和脂肪酸和多元不飽和脂肪酸，缺乏必需脂肪酸會造成皮膚乾燥，因為通過表皮的水分會加速流失。表皮中γ－次亞麻油酸（GLA）含量低，是因為缺乏必要的酵素將亞麻油酸（LA）轉換為γ－次亞麻油酸，且在乾燥的皮膚中亞麻油酸的含量很低。霍夫曼發現局部敷用琉璃苣和月見草植物油可以增加角質層的γ－次亞麻油酸含量達到 2％，持續使用 14 天將可幫助改善乾燥肌膚的問題。

　　過去皮膚一直被視為完全無滲透性（Fleischer 1877），直到 20 世紀初這個觀念才改變——儘管相對地水還是不具滲透性，但皮膚是可以接受包括植物油和脂質在內的可溶性脂質。薩菲爾德（Saalfeld 1911 p.171）認為天然油脂不溶於水，它可以保護肌膚對抗外來的傷害，局部滲透進入皮膚，並加以滋養、潤澤，防止肌膚乾燥。他也指出想將藥劑導入油性頭皮是有困難的，除非藥劑本身可以被吸收，或者和頭皮的油脂分泌作用混合。因此，藥膏和含藥性油脂在這種狀況下將可以更容易穿透皮膚（Saalfeld 1911 p. 178）。

　　今日皮膚對很多物質而言，是半穿透性的保護層，天然皮脂可滲透到細胞間隙，細胞本身有雙層脂質，因此脂肪分子可以通過角質層在細胞間或通過細胞找到出路。研究人員曾在一些成年白化症老鼠身上，研究過某些植物油經皮膚吸收的狀況，在此實驗中，發現甜杏仁油較少被皮膚所吸收。研究結論指出增加植物油中短鏈和多元不飽和脂肪酸，可以增強它們被皮膚吸收的量。（Valette & Sobrin 1963）——詳見下文「飽和脂肪酸」

非口服營養素

　　在前一節的研究中顯示，植物油分子若是太大較不易被皮膚所吸收，這個結論並不一定完全無誤。某些經過手術的病患，因無法正常吸收油脂，為預防必需脂肪酸吸收不足，會考量建議病患在皮膚上塗抹植物油，這種考量某種

程度上證明了植物油或其相關化合物具有穿透皮膚的效用。普雷斯、哈特普和普羅堤（Press, Hartopand Prottey 1974）曾經在三名動完腸切除手術，患有必需脂肪酸缺乏症的病患身上，使用向日葵植物油。病患以體重每公斤使用二到三毫克的量，連續使用 12 週後，必需脂肪酸缺乏的症狀獲得改善。佛萊曼（Friedman et al 1976）指出，他曾經給予兩個必需脂肪酸不足的嬰兒，局部施予 1400 毫克／公斤（體重）分量的向日葵油，而症狀有所改善。

上述的例證似乎證明了必需脂肪酸要能被利用，三酸甘油脂分子必須經過一個稱為「水解」的化學過程，且這個過程只能發生在人體裡，為了使水解過程順利發生，植物油必須完全或部分通過皮膚。然而，其他研究人員卻持相反意見，他們認為皮膚無法光是透過局部塗抹植物油，就對必需脂肪酸不足症產生療效。（Huntetal 1978, McCarthy et al 1983, O'Neill, Caldwell & Meng 1976）。米勒（Miller et al 1987）曾檢驗使用紅花油的五個病患，並推論出局部塗抹紅花油或許可以改善血漿脂肪酸的概況，但是想達到足量的組織儲存則依舊沒有答案。因為紅花油的亞麻油酸含量並不顯著，他們特別標註此實驗所發表的狀況，只能是在缺乏其中一種脂肪酸（亞麻油酸）的狀況下。對於發表此研究結果他們十分謹慎，因為他們認為部分研究主題，在肝功能測試時呈現異常的結果，所有使用紅花油的受測病患，在接受肝功能測試時都應該受到小心監測。

溫度和黏性

此外滲透皮膚的黏性也是影響因素之一，所謂的黏性即為黏稠度，或者說影響物質流動性的程度。水的黏性低，蜜糖的黏性高。黏性影響某些植物油的滲透與吸收，有些黏稠性相當高的植物油如：杏仁油、橄欖油，人體吸收較慢。高黏稠性的油脂，如豬油和綿羊油會延遲或阻礙皮膚吸收（Macht 1938）。經老鼠的腹部皮膚實驗顯示，其他低黏度植物油，如：葡萄籽油、亞麻籽油，則很快就被皮膚吸收。雖然大致如此，卻也有例外，如鱷梨油儘管黏性高，它卻以易於吸收的特質聞名，並且它還可以幫助部分溶解其中的物質滲透皮膚。

脂肪酸的飽和度

另一個影響皮膚滲透與吸收的因素，是植物油的飽和程度，植物油的不飽和程度愈高，其穿透也愈佳。佛雷堤和索柏林（Valette & Sobrin 1963）曾提出，若在植物油中增加短鏈或不飽和脂肪酸化合物含量，有助於皮膚的滲透與吸收。史裘普蘭和羅斯（Scheuplein & Ross 1970）指出亞麻籽油因其黏性，可以比預期中更快速穿透皮膚，但皮膚卻抗拒主要由單一不飽和脂肪酸所組成的橄欖油。另一方面許多證據顯示，主要由飽和脂肪酸所構成的荷荷葩蠟，可以滲透肌膚。曾有照片顯示植物油沿著毛髮根部的孔穴，穿透毛囊壁進入角質層（Anon 1985）。

因此，在我們獲得更明確果斷的解答前，認為「植物油分子或許是因為過於大而無法進入皮膚為皮膚所吸收」似乎是合理的說法。查茲（Zatz 1993）在談到分子大小時認為，角質層是非常緊密的薄膜，滲透分子必須沿著迂迴的途徑方能通過，似乎很顯然的分子滲透係數與分子的質量和大小成反比。換言之，分子愈大愈沒有穿透皮膚阻隔的可能。

精油在所有比例的植物油中都可完全溶解，因此作為基礎油的植物油其特性影響著精油的吸收率。穩定油也影響著皮膚對於精油的吸收量，因為精油的揮發性會降低，因此它能延長停留在體表的時間，並且提供更多被吸收的機會。

參考資料

Anon 1985 Jojoba: new crop for arid lands, new raw material for industry. US National Research Council. National Academy Press, Washington.

Bello D 1942 Experimental researches on the microbicidal power of some animal oils (cod liver oil, tunny liver oil) and vegetable oils (crude olive oil, sweet almond oil) on Staphylococcus aureus. Rivista Italiana Igiene 2(7): 455–469

Brod J, Traitler H, Studer A, De Lacharriere O 1988 International Journal Cosmetic Science 10:149

Bruneton J 1995 Pharmacognosy, phytochemistry, medicinal plants. Intercept, Andover p. 135

Coupland K 1992 Natural lipids – valuable raw materials in cosmetics. In: Fridd P (ed.) 1992, 1996 Natural ingredients in cosmetics. Micelle, Weymouth p. 68

Emmerson M, Ewin J 1996 A Feast of Oils. Thorsons, London: 123.

Erasmus U 1986 Fats and oils. Alive Books, Burnaby: 65.

Erasmus U 1993 Fats that heal, fats that kill. Alive Books, Burnaby: 113.

Ferrando J 1986 Clinical trial of topical preparation containing urea, sunflower oil, evening primrose oil, wheatgerm oil and sodium pyruvate, in several hyperkeratotic skin conditions. Med Cutan Lat Am. 14(2): 133–137.

Fleischer 1877 Untersuchungen uber das Reabsorptionsvermögen der Menschlichen Haut. Erlangen Habilitatsionsschrift p 81

Fleming C R, Smith L M, Hodges R E 1976 Essential fatty acid deficiency in adults receiving total parenteral nutrition. American Journal Clinical Nutrition 29:976–983

Friedman Z et al 1976 Correction of essential fatty acid deficiency in new born infants by cutaneous application of sunflower seed oil. Paediatrics, 58: 650–654.

Hartop P J, Prottey C 1976 British Journal Dermatology 95:255

Hill J H, Macht D I 1922 A note on the antiseptic properties of olive oil. Proceedings of the Society of Experimental Biol. Med 20: 170–171

HMSO 1990 The dietary and nutritional survey of British adults. HMSO.

HMSO 1991 Dietary reference values for food energy and nutrients for the United Kingdom. HMSO.

Hoffmann La– Roche 1989 Information Leaflet HHN–5379A/589.

Hunt C E et al 1978 Essential fatty acid deficiency in neonates: inability to reverse deficiency by topical application of EFA-rich oil. Journal Pediatrics 92: 604–607.

Kerscher M J, Korting H C 1992 Treatment of atopic eczema with evening primrose oil: rationale and clinical results. Clinical Investigation 70 (2): 167–171.

Lovell C R et al 1981 treatment of atopic eczema with evening primrose oil. The Lancet 1(8214):278

Macht 1938 The absorption of drugs and poisons through the skin and mucous membranes. Journal American Medical Association 110(6): 409–414

McCarthy M et al 1983 Topical corn oil in the management of essential fatty acid deficiency. Critical Care in Medicine 5: 373–375.

Miller D G et al 1987 Cutaneous application of safflower oil in preventing essential fatty acid deficiency in patients on home parenteral nutrition. American Journal of Clinical Nutrition 46: 419–423.

O'Neill J A et al 1976 Essential fatty acid deficiency in surgical patients. Annals of Surgery 185: 535–541.

Press M et al 1974 Correction of essential fatty acid deficiency in man by the cutaneous application of sunflower–seed oil. The Lancet, 6 April: 597–599.

Prottey C, Hartop P J, Press M 1975 Correction of the cutaneous manifestations of essential fatty acid deficiency in man by application of sunflower seed oil to the skin. Journal of Investigative Dermatology 64:228–234

Prottey C, Hartop P J, Black J G, McCormack J I 1976 British Journal Dermatology 94:13

Saalfeld E 1911 Lectures on cosmetic treatments. Rebman Ltd., London

Scheuplein, Ross 1970 Effects of surfactants and solvents on the permeability of the epidermis. Journal Society of Cosmetic Chemists 21: 853–873

Sharp G R, Farr P M 1990 Lancet 335:1283

Valette G, Sobrin E 1963 Percutaneous absorption of various animal and vegetable oils. Pharmaceutica Acta Helvetica 38(10): 710–716.

WHO 1990 Diet, nutrition and the prevention of chronic diseases. WHO.

Wright S, Burton J L 1982 Effects of evening primrose oil (Efamol) on atopic eczema. Lancet 20 November :1120–1122

Zatz J L 1993 Scratching the surface: rationale and approaches to skin permeation. In: Zatz J L (ed) Skin permeation: fundamentals and application. Allured, Wheaton p. 28

芳香療法植物油寶典
Carrier Oils
For Aromatherapy & Massage

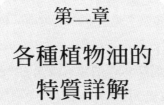

第二章

各種植物油的
特質詳解

甜杏仁油 Almond oil （sweet）

拉丁學名：*Prunus dulcis*（Mill），*P. amygdalis* var. *dulcis*, *P. dulcis* var. *dulcis*, *Amygdalis communis*, *P. amygdalis* var *sativa*

科名：薔薇科（Rosaceae）

詞源

Amygdalis 這個字源自希臘 *amugdale* 和拉丁文 *amygdala* 這種植物名，對羅馬人而言杏仁就如同 *nuces graecae*（希臘的一種果仁），而 *Dulics* 源於拉丁文是「香甜」的意思；*Sativa* 代表栽培的意思，*prunus* 在拉丁文中則是指李樹。

植物及其環境

甜杏仁是一種原產於中東的植物，如今只要在氣候夠溫暖，如：地中海和加州一帶，即可栽種，這是一種已經栽種了數千年的古老樹種。

希臘人相當珍視杏仁，並將它們引進南歐。這些杏仁樹在八世紀被引進法國前，義大利人就已經栽種數百年，且在引進法國八百年後，才傳至英國。這些樹非常矮小，高度只有 3～7 公尺，約 10～23 英呎，春天時開白色或粉紅色的花，與葉芽新綠的時間差不多。果實有著淡綠色毛茸茸的表皮，並會結出小小綠綠的杏仁果實。

油

甜杏仁油是最常被使用的基礎油之一，它的顏色淡黃，有些微黏性且非常油膩。藥學上嚴格認定甜杏仁油就是杏子（prunus amygdalis）油的意思，雖然桃仁油、杏桃仁油和榛果油在化學成分上與它非常類似——不論在化學成分上或外表上都非常難以分辨。但相對於其他的油，這些油的優點就是較不易腐壞。

萃取方法

最高品質的甜杏仁油是以冷壓法壓製果仁所獲得的，此法可獲得高達 50 ％的油，之後再加以過濾澄清。以物理壓榨法只能產出 35 ％的甜杏仁油，這些油也可販售，其價格與杏桃仁油和桃仁油類似，但通常精煉過的甜杏仁油較為常見，化學萃取的方式可以產出 50 ％的產品且價格較低。經過冷壓法壓榨過後，大部份的甜杏仁仍含有足夠的油足以供溶劑萃取，以溶劑萃取出的這些油大部分適用於化妝品工業。不幸的是因價格較低，因此精煉油吸引很多芳療師使用。

組成成分

類型	根據	含量（％）
飽和脂肪酸		
C14：0	myristic acid 肉豆蔻酸	微量
C16：0	palmitic acid 棕櫚油酸	6.6（6～8）
C18：0	stearic acid 硬脂酸	1.6（0.5～1.8）
典型飽和酸脂肪單位含量		8.2
單一不飽和脂肪酸		

類型	根據	含量（%）
C16：1	palmitoleic acid 棕櫚烯酸	0.4（0.4～0.7）
C18：1	oleic acid 油酸	65.0（60～80）
C20：1	eicosenoic acid 二十碳烯酸	＜ 0.5
典型單一不飽和脂肪酸單位含量		66.5
多元不飽和脂肪酸		
C18：2	linoleic acid 亞麻油酸	27.7（17～30）
典型多元不飽和脂肪酸單位含量		28

物理特性

香味	未精煉過的油有種細緻、香甜的氣味，且帶點杏仁糖的風味
酸價	最大 1.5
比重	0.912～0.916
熱量	890　卡／100 毫升

維生素

維生素 A、B_1、B_2、B_6和 E。

民俗療法和植物的傳統用法

早在伊莉莎白女王時代，杏仁引進英國後不久就非常受到歡迎，且大量使用在烹調中，其中也經常包含杏仁水。甜杏仁籽和種子油曾被使用在古老癌症的治療上，尤其是諸如膀胱、胸部、口腔、脾臟和子宮等部位的癌症（Leung & Foster 1996 p.24）。葛利夫（Grieve 1998）指出甜杏仁的萃取油對於支氣管炎、咳嗽、沙啞或腎臟疼痛都非常有幫助。

新榨的甜杏仁油有緩解各式各樣疼痛的效果，
因此對於肋膜炎和腸絞痛也有不錯的療效。甜杏仁

油也可以滋潤雙手以及臉部皮膚較為細緻敏感的人，使皮膚細嫩光滑，並可清除臉上斑點或面皰。

傑若德（*Gerard*）

內服療效

甜杏仁油也被用來作通便劑，可降低血液中的膽固醇含量（Leung & Foster 1996 p. 23），並用作油脂注射（Evans 1996）。

外用療效

◎是一種很棒的軟化劑（Leung & Foster 1996），可緩和和滋養乾燥的肌膚。

◎有助於消炎（Stier 1990）。

◎可舒緩乾癬、溼疹、皮膚炎以及乾燥肌膚所造成的搔癢。

◎可舒緩寶寶屁股過敏、發炎。

◎舒緩曬傷。

藥學上的研究顯示，甜杏仁油可經未受傷的肌膚緩慢吸收（Fisher 1983）。杏仁油和橄欖油都可被用於按摩；新鮮的植物油含有較多必需脂肪酸，因此是最好的選擇。

化妝品方面的運用

在化妝品和藥學使用上，甜杏仁油是皮膚的軟化劑（National Formulary Board 1975）。

烹飪上的使用

　　杏仁不論是整顆或磨碎，都廣泛地被運用在蛋糕、巧克力和杏仁糖及許多美味的餐點中。

注意事項

　　在化妝品方面的運用上，甜杏仁油被視為無刺激性、無過敏性的安全原料（Fischer 1983, Leung & Foster 1996），但是仍有少數人對含甜杏仁油成分的化妝品過敏，出現諸如鼻塞或紅疹的過敏症狀（Winter 1984）。實驗發現，含甜杏仁油達 25 ％的產品，對兔子的皮膚幾乎不會造成刺激，但會些微刺激兔子的眼睛。在進一步長期的研究中顯示，甜杏仁油經 100 ％濃縮後，只會稍微刺激兔子的皮膚（Fisher 1983）。柯維希（Kedvessy 1940）指出甜杏仁油比其他穩定油更容易腐壞。當甜杏仁油儲存在室溫下（20℃～28℃）十週後，過氧化物和酸價會產生顯著的變化。添加抗氧化劑可以增加它的穩定性和延長上架時間。

　　另外還有一種來自苦杏仁的基礎油（*Prunus amygdalis var. amara, Prunus dulcis var. amara*），但是因為它具有毒性，因此不會被使用在芳香療法中。由於這些苦杏仁在蒸餾之前，必須經過磨碎並浸泡在水中的過程，苦杏仁素因而被分解進而導致 2～4 ％氫氰酸的形成。

　　事實上苦杏仁油的確有可能經精餾而取得（參照 FFPA——將氫氰酸分離），用以和人工合成的苯甲醛相抗衡。通常精餾過的苦杏仁油會被當作調味劑來使用，尤其是用於農產食品中。（Bruneton 1995）。

Bruneton J 1995 Pharmacognosy, phytochemistry, medicinal plants. Intercept, Andover p. 125

Erasmus U 1986 Fats and oils. Alive, Vancouver p. 234

Evans W C 1996 Trease and Evans' pharmacognosy. Saunders, London p. 184

Fisher K T 1983 Final report on the safety assessment of sweet almond oil and almond meal. Journal American College Toxicology 2(5): 85.

Grieve M 1998 A modern herbal. Tiger Books, London p. 23

Hill J H, Macht D I 1922 A note on the antiseptic properties of olive oil. Proceedings of the Society of Experimental Biol. Med. 20:170–171

Hizon R P, Huyck C L 1956 The stability of almond and corn oils for use in parenteral solutions. Journal of the American Pharmaceutical Association 45:145–150

Kedvessy G 1940 Ber. Ungar. Pharm. Ges. 16:114

Leung A Y, Foster S 1996 Encyclopedia of common natural ingredients used in food, drugs and cosmetics. Wiley, New York pp 22–23

National Formulary Board 1975 The national formulary. 14th edition. American Pharmaceutical Association, Washington DC

Stier B 1990 Secrets des huiles de première pression à froid. Quebec p. 50

Winter R 1984 A consumer's dictionary of cosmetic ingredients. Crown, New York p. 49

杏桃仁油 Apricot kernel oil

拉丁學名：*Prunus armeniaca L.*

科名：薔薇科（Rosaceae）

詞源

源自拉丁文 prunus（意指李樹）和 armeniaca（意指亞美尼亞）兩字。

植物及其環境

杏桃原產於中國，後傳至中東，接著羅馬人在南歐建立了許多杏桃果園；1720 年杏桃傳到美國，並從此在美國枝繁葉茂；法國南部也大量栽種杏桃樹作為商業用。

杏桃為落葉性植物，可長到約 9 公尺高，約 30 英呎，每年二到三月前後，隨著葉子抽芽不久，就會開出白色帶點紅色的花朵，杏桃的嫩葉有著紅色葉尖，此一特色使得杏桃更加吸引人，也使之得以和桃樹區別。

油

杏桃仁油和甜杏仁油其實幾乎完全相同，但或許因為產量較少稍微昂貴些。杏桃仁油的生產過程沒什麼價值，因此通常在實際榨取開始前，會添加杏仁或櫻桃等其他果仁。

桃仁油（又譯：杏仁油，Persic oil）是一種將各種杏桃、桃子、櫻桃和李子的果仁以冷壓法萃取出的植物油。

法國藥典中有一篇論文，是有關如何自未經加工的粗油

中，「精煉和脫臭」出精煉桃仁油。

萃取方法

　　芳香療法中品質最佳的杏桃仁油，是以冷壓果仁的方式所萃取得來的。

組成成分

類型	根據	含量（％）
飽和脂肪酸		
C14：0	myristic acid 肉豆蔻酸	微量
C16：0	palmitic acid 棕櫚油酸	3.0～7.0
C18：0	stearic acid 硬脂酸	0.5～1.5
C20：0	arachidic acid 花生酸	＜ 0.5
C22：0	behenic acid 山嵛酸	微量
C24：0	lignoceric acid 木焦油酸	微量
典型飽和酸脂肪單位含量		6.5
單一不飽和脂肪酸		
C16：1	palmitoleic acid 棕櫚烯酸	0.5～1.0
C18：1	oleic acid 油酸	65.0 (56～68)
C20：1	eicosenoic acid 二十碳烯酸	＜ 0.5
典型單一不飽和脂肪酸單位含量		65.5
多元不飽和脂肪酸		
C18：2	linoleic acid 亞麻油酸	28.0 (25～33)
C18：3	alpha-linolenic acid α－次亞麻油酸	＜ 0.8
典型多元不飽和脂肪酸單位含量		28

物理特性

香味	相當強烈，如杏仁糖般的甜味
酸價	最大 0.2
比重	0.912～0.917
熱量	890　卡／100 毫升

民俗療法和植物的傳統用法

磨碎後的果實可以當作面膜以軟化肌膚。薔薇科的種子如杏桃、桃子和李子都含有大量的苦杏仁素，因此偶爾會發生中毒反應（Bruneton 1995）。傳統中國醫學將杏桃果仁當作止咳藥、止氣喘藥和治療腫瘤藥（Leung & Foster 1996）。

內服療效

杏桃仁油和甜杏仁油的用法非常相似，據說它可以有效減少血中膽固醇的含量，且可以作為鬆弛劑。

外用療效

◎對於保護皮膚有很棒的效果，同時也可以軟化和滋潤皮膚。

◎因為其質地易於吸收。

◎可以緩和因濕疹所引起的搔癢。

◎對敏感、乾燥和老化的肌膚很有幫助。

化妝品方面的運用

這種油具有美髮油的功效。細磨過的殼有時也可以當作磨砂膏來去除肌膚的老舊角質。習慣上杏桃仁油被使用於化妝品裡，因為它具有軟化肌膚的功效，也常被使用在肥皂和冷霜中。（Grieve 1998）

注意事項

無毒性反應。（Winter 1984）

攝取杏桃核仁是氰化物中毒最常見的現象（Chandler 1984a, Chandler 1984b）。因此除非少量添加，杏桃核仁很少被加到杏桃果醬中。也有報告指出有人曾因接觸杏桃核仁而造成皮膚炎。（Göransonn 1981）

參考資料

Bruneton J 1995 Pharmacognosy, phytochemistry, medicinal plants. Intercept, Andover p. 171
Chandler RF et al 1984a Laetrile in perspective. Canadian Pharmaceutical Journal 117: 517–520
Chandler RF et al 1984b Controversial laetrile. Pharmaceutical Journal 232: 330–332
Göransonn K 1981 Contact urticaria to apricot stone. Contact Dermatitis 7: 282.
Grieve M 1998 A modern herbal. Tiger Books, London p. 51
Leung A Y, Foster S 1996 Encyclopedia of common natural ingredients. John Wiley & Sons, New York p. 24
Winter R 1984 A consumer's dictionary of cosmetic ingredients. Crown, New York p. 36

鱷梨油 Avocado oil

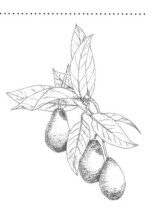

拉丁學名：*Persea gratissima*

Caertn.,

P. Americana Mill

科名：樟科（Lauraceae）

詞源

Persea 是希臘文中樹的意
思，而*gratissima*在拉丁文中代表非常令人喜愛的。而*Americana*則是指其原產地。

植物及其環境

鱷梨原產於熱帶及亞熱帶的美洲，十五世紀西班牙人發
現它，並將它引進歐洲。現在盛產於西班牙和以色列等國
家。

植物油特性

鱷梨油的保存效果良好，但是不能放在冰箱中冷藏，因
為部份成分會因而產生沉澱。精油在低溫的狀況下，出現些
微混濁現象是很普遍的，甚至有些會有沉澱物產生。這兩個
特點可被視為好現象，這表示植物油未經大量重複精煉。鱷
梨油在低溫的狀況下會呈凝結狀態──的確鱷梨油在 0℃時
會呈固態，但在室溫下會再度恢復液態。未精煉過的鱷梨油
是深綠色的。

萃取方法

鱷梨油是從乾掉、損壞的鱷梨中壓榨出來的，這些鱷梨已不適於當成新鮮水果販售。

鱷梨首先經過削皮、去籽，再將果肉切片，然後將之置放在 130℃ 高溫無氧的環境下脫水，去除水分的目的在於避免形成乳狀液體。這些脫水切片在冷壓前會先磨碎，然後再過濾、製油。

萃取的過程非常麻煩，且真正經冷壓萃取的鱷梨油並不常見，這是因為鱷梨油最大宗的使用者是化妝品工業；化妝品業界較為偏好精煉油，因為鱷梨精煉油最後呈現淡黃色，以鱷梨油製成的乳液和化妝水，不會因此呈現太過誇張的顏色。在芳香治療方面，則傾向使用未精煉、綠色的冷壓油。

組成成分

類型	根據	含量（%）
飽和脂肪酸		
C16：0	palmitic acid 棕櫚油酸	10～22
C18：0	stearic acid 硬脂酸	< 3.0
典型飽和脂肪酸單位含量		19
單一不飽和脂肪酸		
C16：1	palmitoleic acid 棕櫚烯酸	1.0～10
C18：1	oleic acid 油酸	66（59～75）
典型單一不飽和脂肪酸單位		68
多元不飽和脂肪酸		
C18：2	linoleic acid 亞麻油酸	12（8～14）
C18：3	alpha linolenic acid α-次亞麻油酸	< 5.0
典型多元不飽和脂肪酸單位		13

二 鱷梨油 Avocado oil

物理特性

香味	非常類似原產成熟的水果
酸價	最大 0.2
比重	0.91～0.92
熱量	895　卡／100 毫升

維生素

維生素 A、B_1、B_2 和 D。

礦物質

鉀、磷、鎂、硫、鈣、鈉、銅。

民俗療法和植物的傳統用法

鱷梨油曾有段時間被視為一種春藥，鱷梨果泥也曾被當成髮油來刺激頭髮生長、加速傷口化膿及被當成調經藥。（Leung & Foster 1996）

內服療效

鱷梨幾乎是一種完美的食物且易於消化。它能幫助胃部的問題、便祕或泌尿道感染，對肝臟、膽囊也有療效。

外用療效

◎上乘的皮膚表層軟化劑。

◎相較於其他植物油，鱷梨油以高度滲透表皮的滲透力聞名。

◎在鬆弛肌肉和按摩上極有價值。

◎對修復皮膚有很好的療效（Leung & Foster 1996）。

◎曾使用於治療雷諾氏症（Stier 1990）。

◎滋潤、軟化和抗皺，可預防提早老化。

◎對乾燥的肌膚有效。

◎對皮膚炎也有效果。

鱷梨油中含有一種非皂化的成分，有時候會被分離出來，這種成分對停經後的婦女維持肌膚柔順效果絕佳。

化妝品方面的運用

鱷梨油含有大量的卵磷脂，它廣泛地被使用在包括口紅在內的化妝品上。將鱷梨果泥當作面膜敷在臉上約 20 分鐘，對皮膚有清潔和滋潤的效果。若再加上等量的芝麻油和橄欖油，對防曬也有極佳的效果。

烹飪上的使用

鱷梨果肉含有豐富的維生素和礦物質，是非常有用的食物。鱷梨同時也含有 20％的蛋白質和脂肪，因此鱷梨不具瘦身效果。它被廣泛使用在前菜和沙拉裡，尤其乳化後的鱷梨特別容易消化。鱷梨果泥在熱帶美洲已經被使用數千年了，它是維生素 D 和鉀（Leung & Foster 1996）的絕佳來源，其含量甚至高於奶油和蛋類。（Joslyn & Stepka 1949）

注意事項

一般而言，無色及漂白過的鱷梨油較為常見，但奇怪的

是，它們卻反而比較貴，因為經過多重精煉、漂白，這種鱷梨油不適用於芳療。鱷梨油中一些較有效的成分，通常會被分離出來做為化妝品。鱷梨油被使用於洗髮精裡，經過人及動物的肌膚和眼睛測試，有些微刺激性反應，但是並無證據顯示會造成過敏（Winter 1984）。但也有報告指出，鱷梨的葉子、果實、樹皮和種子會對牛、馬、羊、兔子以及金絲雀出現毒害現象。（Lewis & Evlin-Lewis 1977）

參考資料

Joslyn M A, Stepka W 1949 Food research 14:459

Lewis W H, Elvin-Lewis M P H 1977 Medical botany. Plants affecting man's health. Wiley-Interscience, New York

Leung A Y, Foster S 1996 Encyclopedia of common natural ingredients. John Wiley & Sons, New York p. 54-55

Stier B 1990 Secrets des huiles de première pression à froid. Self published, Quebec p. 54

Winter R 1984 A consumer's dictionary of cosmetic ingredients. Crown, New York p. 38

琉璃苣油 Borage oil

拉丁學名：*Borago officinalis L.*

科名：紫草科（Boraginaceae）

詞源

琉璃苣通常被稱為花粉蜜，因為蜜蜂喜歡這種植物。過去大部分對琉璃苣的描述，都指出它能為人們帶來快樂，因此老蒲林尼（A.D.23～79，古羅馬作家、博物學家、百科全書編纂者）將這種植物命名為 *euphrosinum*。*Borago* 這個字有可能源自拉丁文 *burra*，意思是多毛的衣服，這與琉璃苣的葉子有關。

植物及其環境

這種藥草原產於中東，但現在已被廣泛栽種。它有著毛茸茸的莖，灰綠色毛茸茸的葉子和粉藍色花瓣交錯成漂亮的星型，每年開花一次偶爾兩次，是一種非常容易辨別且迷人的植物，高度可長到 60 公分，約 2 英呎。

植物油特性

在 1980 年代初期時，在琉璃苣油中發現三酸甘油脂的成分之一——γ－次亞麻油酸（gamma linolenic acid），簡稱 GLA，這是一種必需脂肪酸，琉璃苣油是以簡易的冷壓法從深棕色的種子中取得。因為 GLA 的含量高達 16～23 %，琉璃苣油是目前 GLA 最豐富的來源；至於月見草油含量較少，

僅約 9 ％；此外棄置不用的黑醋栗果肉也被發現含有 14 ％ GLA，是較為便宜的替代品。

我們必須謹記GLA非常脆弱，很容易被光線、熱、潮濕和空氣中的氧所破壞。基於這個理由，琉璃苣油必須儲存在陰涼處。

因為琉璃苣油較便宜，它會被混合在月見草油中，以增加 GLA 的含量。

萃取方法

琉璃苣種子油是以一種螺旋壓縮機加以冷壓所取得。

組成成分

類型	根據	含量（％）
飽和脂肪酸		
C16：0	palmitic acid 棕櫚油酸	9～13
C18：0	stearic acid 硬脂酸	3～5
C20：0	arachidic acid 花生酸	0～1
典型飽和脂肪酸單位含量		15
單一不飽和脂肪酸		
C16：1	palmitoleic acid 棕櫚烯酸	0～0.6
C18：1	oleic acid 油酸	10～20
C20：1	eicosenoic acid 二十碳烯酸	2～6
C22：1	erucic acid 芥酸	1～3.5
C24：1	nervonic acid 神經酸	0.5～2.5
典型單一不飽和脂肪酸單位含量		22
多元不飽和脂肪酸		
C18：2	linoleic acid 亞麻油酸	38（34～42）
C18：3	alpha-linolenic acid α－次亞麻油酸	0～0.4
C18：3	gamma-linolenic acid γ－次亞麻油酸	21（19～29）
典型多元不飽和脂肪酸單位單位含量		60

物理特性

香味	幾乎無味
酸價	最大 1.0
碘酒含量	140〜155

民俗療法和植物的傳統用法

　　琉璃苣的花或花的頂端可當花草茶飲用，具排尿、催汗及軟化的功能（Leung & Foster 1996）。傳統上，也有人相信琉璃苣的葉和籽，可幫助哺乳中的母親分泌奶水。琉璃苣也被用以外敷來治療發炎、腫脹。（Grieve 1998）

　　也有紀錄顯示琉璃苣可以作為中年人的消炎藥，但是古書上所有關於琉璃苣功效的記載，大多著重在它有激勵憂鬱症患者，使悲觀的人開朗，為人們帶來舒適和快樂。

> 　　眾所皆知的功效在於幫助憂鬱症患者與激勵有困境的學習者。
>
> *John Evelyn 17ᵗʰ century*

內服療效

　　琉璃苣富含GLA，通常被製成膠囊以供服用，一般劑量是一天 2 到 4 次，每個療程需連續服用 2 個月。從預防的觀點來看，最好是每年進行兩個療程。隨著老化人體內的GLA可能逐漸流失，超過60歲的人建議可每天服用（Leung & Foster 1996）。剛復原的病人和小孩可將膠囊打開，混合食物服用（可與月見草油比較）。

　　琉璃苣油可以和月見草油搭配使用以降低膽固醇（Bartram 1995）。此種子油可作為基礎脂肪酸不足時的 GLA 補充劑，因此功效它特別獲得加拿大政府的藥品編號 DIN，此藥品編號表示加拿大政府衛生部已對該產品的安全性、效力和品質進行鑑定和評估。

外用療效

◎琉璃苣的脂肪酸成分據說可延緩皺紋發生（Bartram 1995），因此可將一個膠囊的琉璃苣油加入臉部保養油或化妝水混合使用（濃縮約 4～8 ％）。

◎無刺激性，因此可用於預防溼疹和牛皮癬。

化妝品上的使用

因為豐富的 GLA 含量遠高於月見草，建議可以使用於再生和維持正常肌膚的功能。琉璃苣的萃取物也被使用於護膚產品。

烹飪上的使用

琉璃苣新鮮的花可作出風味絕佳的沙拉；加以乾燥則當作茶飲。漫長的夏夜，新鮮的琉璃苣花也很適合加在冷飲中飲用。有些人認為琉璃苣的風味和黃瓜很像，並且把它製成蜜餞放在蛋糕上裝飾。琉璃苣的根可以增添酒的風味，其嫩葉也可以醃漬，並加入沙拉中食用。

注意事項

就目前所知，琉璃苣油並無任何使用禁忌。根據實驗報

告，它對眼睛和皮膚並無毒性且無刺激性。琉璃苣的葉子在德國是被禁止使用的，因為它的葉子含有植物鹼（Pyrrolizidine）的成分（Monograph 1991）。

參考資料

Awang D 1990 Canadian Pharmaceutical Journal, March :121
Bartram T 1995 Encyclopedia of herbal medicine. Grace, Christchurch p. 65
Monograph 1991 Borago. Bundesanzeiger, 12 July. no. 127
Grieve M 1998 A modern herbal. Tiger books, London p. 120
Leung A Y, Foster S 1996 Encyclopedia of common natural ingredients. John Wiley & Sons, New York p. 98
Roche 1990 Health and Safety Information Sheet BO3. October

金盞菊油 Calendula oil （macerated）

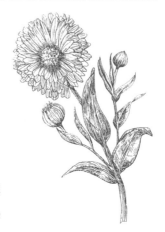

拉丁學名：*Calendula officinalis*

科名：菊科（Asteraceae or Compositae）

詞源

金盞菊又稱萬壽菊（通稱 marigold 或 marybud）。*Calendula* 是從拉丁文 *Calendae* 所衍生而來（意指每個月的第一天）。之所以如此稱呼，是因為它終年開花且慣於生長在荒野中的習性。*officinalis* 是所有藥用植物的通稱。這普遍生長的漂亮植物其英語通稱「Marigold」是由「瑪莉」（Virgin Mary，聖母瑪莉亞）和「金色」（gold）所組成，意指其燦爛的金黃色花朵：

眨著眼的金盞花即將睜開，

睜開她們金色的眼睛，

美麗花苞包含著一切，

我的小情婦甜甜地起身。

威廉·莎士比亞

（*Willam Shakespeare: Cymbline Act 2, Scene 3*）

植物及其環境

此植物起源於地中海區域，一年生的藥草花，從中世紀

起就有人栽種，單瓣或多瓣的花朵呈現黃色或亮橘色。現在全世界的花園幾乎都可發現它的蹤跡，它可以生長到 50 公分高（約 20 英吋）的高度，一旦播種即可自由生長。

植物油特性

此穩定油並不是從植物本身直接榨取，雖然也不是透過蒸餾的方式，但是仍可製作出它的萃取油，包含揮發物質。金盞菊花在一種穩定油中浸軟，以產生金盞菊油或稱萬壽菊油。偶爾會產生少量的凝固物，但是因為量很少因此經常被忽視。

萃取方法──浸泡法

金盞菊油是透過浸泡的方式所取得（請參閱第一章），金盞菊花被浸泡在某種經穩定處理、可以抗腐化的植物油裡，因為這個過程，金盞菊油保有金盞花特有的脂溶性物質活性可以用來浸泡金盞菊花的植物油十分多樣，較常使用的是有機生產的向日葵油，向日葵油和金盞菊花所產出的金盞菊油品質極佳。

組成成分

金盞菊油的化學和物理特徵取決浸泡過程中，浸泡植物油的種類和品質；浸泡油的顏色則承襲自金盞菊橘黃色的花朵。在商業生產過程中，因為多瓣的橘色金盞菊含有最高的濃縮活性物質，因此最常被使用，這些物質包括：

◎一個單位的精油含有：薄荷酮、異薄荷酮、石竹烯、

苯環氧化物和酮的衍生物，pedunculatina，α－和β－紫羅蘭酮，一個β－紫羅蘭酮環氧化物衍生物以及二氫獼猴桃內酯。此精油含有氧化的倍半萜內酯類衍生物（Bruneton 1995）

◎色素（胡蘿蔔素）。

◎激烈化合物。

◎皂素。

◎類黃酮、醣。

◎膠。

◎松香。

民俗療法和植物的傳統用法

歷史上金盞菊在許多方面的療效都非常有名，如：防止痙攣、抗發炎、防止大量出血、通經、止血和治創傷以及作為緩和的發汗劑等。

草本植物學家自古就視金盞菊為一種藥用植物，並廣泛地使用於醫療。金盞菊內服可治胃潰瘍、十二指腸潰瘍、消化不良、膽囊疾病、閉經和月經失調。金盞菊花的萃取物、酊劑和浸泡物——藥酒，被當成家常用藥，用於緩慢癒合傷口、褥瘡、瘀青、割傷、擦傷、靜脈曲張、牙齦發炎、痔瘡、長期性潰瘍和燒燙傷（Duke, 1985）。

有人認為金盞菊搭配榛果一起使用可以有效止血，由於這兩種植物含有丹寧酸，藉由丹寧酸和皮膚蛋白質的作用，可以收縮並癒合皮膚。將金盞菊的花朵摩擦在蜂螫處可緩和刺痛感（Duke, 1985）。金盞菊萃取物對淋巴結腫大發炎、皮

脂囊腫或者急、慢性皮膚損害都是必要的醫療藥品。金盞菊也可以製造出一種適用於拔牙後使用的漱口水。

內服療效

金盞菊具有醫治創傷、促進膽汁分泌和抗抽搐的特性。

外用療效

金盞菊植物油對皮膚有極佳的作用，且可以被使用在：

◎靜脈破裂

◎靜脈曲張

◎瘀傷

◎濕疹

◎割裂傷等（Mongraph,1986）。如果加入 2 或 3 滴適當的精油，可增加療效，並改善上述或其他狀況。

就如其他的浸泡油一樣，金盞菊油比一般的基礎油貴，因此通常會以 25 ％的金盞菊油混合 75 ％其他適當的植物油，在這種情況下，當然也可以加入其他的精油。金盞菊油單獨局部使用時，對面部靜脈破裂或嬰兒的尿布疹很有效。

金盞菊油常被用以提供治療和消炎（Fleischner 1985，ESCOP）。據報導含有 20 ％金盞菊的藥酒治療慢性中耳炎非常有用（Shaparenko, 1979）。另外，有個研究顯示，一種含有金盞菊和其他植物萃取液的乳液，使用在老鼠身上，對燒燙傷引起的水腫和嚴重的淋巴水腫有效（Casley-Smith, 1983）。然而，相同的研究報告中也顯示，在人體試驗中，實驗組與對照組並無明顯差異，不過也發現，此乳液可以減

少乳房切除術後淋巴水腫所引起的痛苦。

化妝品方面的運用

金盞菊的配方在美容護膚方面的效用是眾所皆知的，例如在臉部緊實功效上。金盞菊油對於龜裂皮膚上的保養修護，尤其是手部和身體產品，已被證實十分有成效。它經常以 3～10 ％的比例，與油性以及乳化的化妝品混合，用於清潔、軟化和舒緩肌膚。金盞菊植物被製成乳液等產品時，不但具有溫和去角質和和緩肌膚的效果，且廣泛地被當作軟化劑和保濕液使用在美容上（Bruneton 1995）。

烹調用法

金盞菊的花瓣可以被撒在沙拉上作為配色和調味之用，也可以泡茶或者做成蛋捲食用。過去橘色的花瓣可用於製作奶油和乳酪，作為天然的顏料和調味料（Grieve, 1998）。花朵會使食物添加一點鹹鹹的味道和顏色，有時也可作為番紅花的替代品來使用（Leung & Foster, 1996）。

注意事項

在此簡短強調兩種萬壽菊（Marigold）：「calendula」和「tagetes」的差別，以避免不必要的混淆。Tagetes 是一種精油，來自完全不同的植物（Tagetes patula），雖然在英國，許多外行人也稱其為金盞菊油。但是比起含糊地使用二者的通稱「萬壽菊」（Marigold），每次使用時都留心辨別「calendula」和「tagetes」是很重要的。

使用金盞菊並無任何禁忌，羅斯（Rose 1972）聲稱它並不是會引起過敏的植物；不過，布魯尼頓（Bruneton 1995）卻聲明因為金盞菊劑的酒精和蒸餾水萃取物，含有重大的毒性，必須有節制地局部使用。

參考資料

Bruneton J 1995 Pharmacognosy, phytomedicine, medicinal plants. Intercept, Andover pp 562–563

Casley-Smith J R, Casley-Smith J R 1983 The effect of "Unguentum lymphaticum" on acute experimental lymphoedema and other high–protein edemas. Lymphology, 16: 150–156

Duke J A 1985 Handbook of Herbs. CRC Press, Boca Raton p. 87

ESCOP Vol. 3. Proposals for European monographs on *Calendulae flos / Flos cum herba*

Fleischner A M 1985 Plant extracts: to accelerate healing and reduce inflammation. Cosmetics & Toiletries, 100: 45

Gracza L 1987 Oxygen–containing terpene derivatives from *Calendula officinalis*. Planta Medica 53: 227

Grieve M 1998 A modern herbal. Tiger Books, London p. 517–518

Monograph 1986 *Calendulae flos*. Bundesanzeiger, 13 March, no. 50

Rose J 1972 Herbs and things. Grosset & Dunlap, New York p. 323

Shaparenko B A 1979 On the use of medicinal plants for the treatment of patients with chronic suppurative otitis. Zh Ushn Gorl Bolezn, 39: 48–51

亞麻薺油 Camelina oil

拉丁學名：*Camelina sative*

科名：十字花科（Brassicaceae）

詞源

Sativa 源自拉丁文「耕種」，也被稱為「雜草籽」（weedseed）和「快樂的金子」（gold of pleasure）。

植物及其環境

亞麻薺曾經只是一種混雜在農作物裡所發現的普通雜草，但如今它已單獨被栽種在英國東南方。關於亞麻籽油最早的農業記載可追溯到鐵器時代，當時已將它當作燃料以及潤膚用品。這種作物一般是一年生，早春播種晚秋收成：國內大部分亞麻籽栽種都是作為鳥食。

植物油特性

這種植物油的特性和抹香鯨油類似，也因此愈來愈多人將它當成鯨油的替代品。亞麻薺油富含品質很好的必需脂肪酸，以及含量特別高的二十碳烯酸（C20：1）。

萃取方法

亞麻薺的含油量介於 35％ 到 40％，蛋白質含量則高達 30％，但它的長度只有 1 到 2 公厘，寬度僅有 1 公厘。由於亞麻籽這麼小的體積，如果不用溶劑萃取，將很難榨取。

組成成分

類型	根據	含量（％）
飽和脂肪酸		
C12：0	lauric acid 月桂酸	< 0.5
C16：0	palmitic acid 棕櫚油酸	3.0～8.0
C18：0	stearic acid 硬脂酸	2.0～5.0
C20：0	arachidic acid 花生酸	< 2.0
C22：0	behenic acid 山嵛酸	< 0.5
C24：0	lignoceric acid 木焦油酸	< 0.5
典型飽和脂肪酸單位含量		11
單一不飽和脂肪酸		
C16：1	palmitoleic acid 棕櫚烯酸	< 0.5
C18：1	oleic acid 油酸	15（13～26）
C20：1	ecosenoic acid 二十碳烯酸	15（10～18）
C22：1	erucic acid 芥酸	0～4
典型單一不飽和脂肪酸單位含量		28
多元不飽和脂肪酸		
C18：2	linoleic acid 亞麻油酸	18（16～24）
C18：3	alpha-linolenic acid α－次亞麻油酸	39（33～40）
典型多元不飽和脂肪酸單位含量		61

民俗療法和植物的傳統用法

在亞洲亞麻薺很早就被當成一種食物來源和藥劑，用以治療呼吸系統和代謝失調。

內服療效

一旦三酸甘油脂遭破壞，更長鏈的脂肪酸會被身體的合成細胞利用。

外用療效

參照化妝品方面的運用。

化妝品方面的運用

眾所皆知亞麻薺的成分可以亮澤金絲雀的羽毛，使之光滑閃亮，研究人員有鑑於此對亞麻薺油進行研究發現它有軟化肌膚的特性（Product Information Sheet）。亞麻薺油可以當作護膚乳液和潤膚劑的配方之一，有滋潤頭髮和皮膚的效用，並為毛囊提供一層保護層，知名護髮產品公司——萊雅（L'Oreal），就在產品中使用亞麻籽油。

亞麻薺含有類似海洋生物如鯊魚和抹香鯨的脂肪酸（Press release 1991）。的確亞麻薺油可以取代抹香鯨魚油，用以製作口紅以及其他固態產品（亦見荷荷葩油一節）。

烹調用法

亞麻薺油也可以當成沙拉醬來使用，它含有低飽和脂肪酸和高不飽和脂肪酸的營養成分。

注意事項

目前所知亞麻薺油並無刺激性與也不會引起過敏。

參考資料

Press release 1991 Common weed seed oil aids sperm whale conservation.
  Anglia Oils, Kingston–upon–Hull 16 May
Product Information Sheet undated Gold of Pleasure Seed Oil. Anglia Oils, Kingston–upon–Hull

胡蘿蔔油／野生胡蘿蔔油
Carrot oil, Wild carrot oil （macerated）

拉丁學名：*Daucus carota L.* ssp *sativus,*

D. carota ssp *carota L,*

D. communis Rouy and Camus

科名：繖形科（Apiaceae, Umbelliferae）

詞源

胡蘿蔔花十分特別，以「安妮皇后的蕾絲」聞名，因為中間有一黑色小斑點，十分容易辨別。*Daucus* 在拉丁文中是胡蘿蔔的意思；而希臘文則是 *karoton*。

植物及其環境

英國伊莉莎白一世統治期間，法蘭德斯難民把胡蘿蔔引進英國。我們所熟知的胡蘿蔔根部作物，就是從當時傳入的 *Daucus carota* ssp. *Sativus* 生長而來。它是兩年生植物，主要由 87 ％的水所組成，其次還有諸如：紅色色素、胡蘿蔔素（$C_{40}H_{56}$，包括對於保持視力十分有效的α和較無效果的β形式）、糖、果膠、卵磷脂、纖維素和其他微量物質。*Daucus carota* ssp. *Sativus* 有著可食用、多果肉、呈現橘色的根，然而根部堅硬且呈現白色的野生胡蘿蔔（或稱「安妮皇后的蕾絲」，*D. carota* ssp. *carota*）卻是不能食用的（Lenug & Foster 1996）。

植物油特性

果實（種子）包含 0.5～1.6 %的精油成分，但浸泡油則是由植物的根所製成。

萃取方法

胡蘿蔔浸泡油的生產需要專家指示。將胡蘿蔔的根切成小塊，並且將切好的小塊浸泡在植物油中（通常是向日葵油），浸泡過程中需要攪動，為期大約三個禮拜。之後，經過過濾產出純淨的橙色液體即胡蘿蔔油。有機的向日葵油經常用作胡蘿蔔浸泡油的媒介。

民俗療法和植物的傳統用法

胡蘿蔔汁被用作治療胃腸脹氣和胃酸的處方。來自胡蘿蔔根部的油是已經批准的一種食用色素，因含有胡蘿蔔素，它所呈現出的主要是黃色。

內服療效

純胡蘿蔔油富含β－胡蘿蔔素，維生素 A、B、C、D、E 和 F。

外用療效

◎滋補皮膚。
◎在癒合的過程中幫助形成傷疤組織。
◎皮膚止癢。
◎對牛皮癬和濕疹有療效。

化妝品方面的運用

據傳胡蘿蔔油特別有益於老化中的脖子，它以延緩老化作用而聞名。胡蘿蔔油是一些防曬乳液的成分之一，也是β－胡蘿蔔素和維生素 A 的主要來源（Leung & Foster 1996）。

注意事項

這種浸泡油有時會和精油混淆，胡蘿蔔精油是以蒸餾的方式自胡蘿蔔籽萃取出來的。這種精油經常使用在化妝品裡，尤其是助曬劑（Franchomme & pénoël 1990）。但是因為胡蘿蔔籽以及以它製成的精油，有引起月經的作用，在懷孕過程中要避免使用。

胡蘿蔔和胡蘿蔔汁過量攝取時恐怕會因維生素過多症引起中毒，大量服用胡蘿蔔籽藥片時，會使肌膚以人工的方式變黑。這些案例並不罕見，不過一旦中毒，手掌和腳底會轉變成橙色，皮膚會逐漸變薄，整個人體系統會中毒，嚴重時甚至有可能導致死亡。

仿胡蘿蔔油

此外，還有其他生產「胡蘿蔔油」的方式，以這些方式所製造出的產品特性也可能和真品一樣。這些方法包括：

◎在某種基礎油中添加胡蘿蔔素，但並未實際使用胡蘿蔔。

◎以溶劑萃取某些以胡蘿蔔為主的產品。

◎添加某些從萬壽菊（tagetes）中萃取出的物質。

◎添加從萬壽菊中萃取出的β－胡蘿蔔素。

上述方法中使用的基礎油，通常是向日葵油或者大豆油。

　　一項研究顯示（Palan et al 1991），抗氧化劑β－胡蘿蔔素和維生素 E 一起作用，可預防子宮頸病變和子宮頸癌。有一項實驗測量 116 名婦女血液中β－胡蘿蔔素和維生素E的含量，結果顯示，子宮頸發育不良——初期癌細胞或子宮頸癌患者，血液中這兩種抗氧化劑：β－胡蘿蔔素和維生素E的含量較低。

參考資料

Palan P et al 1991 Plasma levels of antioxidant beta-carotene and alpha-tocopherol in uterine cervix dysplasia and cancer. Nutrition and Cancer 15: 13-20

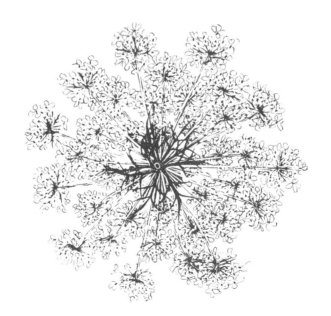

蓖麻油 Castor oil

拉丁學名：*Ricinus communis*

科名：大戟科（Euphorbiaceae）

詞源

又被稱為 Palma Christi，*agno casto*（源自西班牙）。*Ricinus* 在拉丁文中意思是「壁蝨」，因為蓖麻的種子形狀和壁蝨相似的緣故；*communis* 表示一般、普通。

植物及其環境

蓖麻油從 Ricinus commiinis 的種子萃取而來，產地包括印度（原產地）、俄羅斯、巴西、中國和地中海國家。這種植物因古埃及人以蓖麻籽油作為燈油而為世人所熟知；同時他們也將蓖麻油作為香油膏的基礎油。即使時至今日到尼羅河三角洲造訪時，當地仍繁盛地種植著這種植物。因為它喜歡充分的陽光以及排水良好的土壤，地中海國家中也可以看見它的蹤影。

蓖麻的外觀多樣，高度從 2 到 15 公尺不等，或一年生或多年生。最為人所知的就是它互生的葉子，常被拿來作為室內觀賞盆栽，雄花和雌花皆無花瓣，二者並開於同一花串上；種子有斑點，呈現豆子的形狀。

植物油特性

蓖麻油雖然也使用於醫藥上，但是卻遠遠不及工業上的

使用,如:處理皮革、潤滑以及用來染棉花的紅油產品等。蓖麻油雖然十分有用,但其籽卻含有劇毒化學物質——蓖麻毒素,這是已知最毒的物質之一(Collings 1992);幸好,蓖麻油的萃取過程中,可以將毒素排除。

萃取方法

藥用蓖麻油是以冷壓法萃取,較低等級的油則是以熱壓法和以溶劑萃取,產量較多時可產生約 33 %的油。

工業用蓖麻油則是將烘烤過的種子,加以磨碎並在水中煮沸後,抄起浮在水面的油而得,產量大約 50 %。大部分的蓖麻油產品暴露於冷空氣時,會出現半固體沉澱物,在這種狀況下,油的外表雖然看起來有點不佳,對油的保存卻毫無影響。

組成成分

ricinoleic acid 蓖麻籽油酸

oleic acid 油酸

linoleic acid 亞麻油酸

stearic acid 硬脂酸

hydroxystearic acid 一羥基硬脂酸

物理特性

蓖麻油的黏性很高,通常不會在芳香療法中使用。

民俗療法和植物的傳統用法

迪奧斯科里斯（Dioscorides）認為此油只適合外用：時至今日它仍然被認為並無烹飪價值。蓖麻油以抑制黴菌生長聞名，且在工業上可以在高溫的狀況下作為潤滑劑，以及用在塑膠製品、琺瑯質製品和印刷漆製品。

阿輸吠陀醫藥（Ayurvedic，印度一種藥草療法）中早就利用蓖麻油來治療腰痛、流行性胸肌痛、坐骨神經痛和風濕症。阿拉伯藥典中把從印度傳入的蓖麻油稱為「印度的芝麻」。加那利群島的婦女將蓖麻葉子加熱後敷於胸部以促進母乳分泌，並防止乳頭疼痛，蓖麻葉也可擦在頭皮上，以避免哺乳中的母親發生產後掉頭髮的情況（Patnaik 1993, Bartram 1995）。蓖麻籽經磨碎後敷用可以對抗痛風（Schleifer 1973）。

內服療效

蓖麻油通常被當作通便潤滑劑使用，從 1780 年開始很多藥典就已經列舉它，雖然在更早的數千年前，印度阿輸吠陀醫藥早就已經將蓖麻油當作通便劑使用。蓖麻油也可用於因食物中毒所引起的腹瀉；牙醫用來治療牙齦的蓖麻油酸鈉，也是從蓖麻油中所萃取出來的。蓖麻油在印度、中國和埃及已經被當作瀉藥使用了好幾個世紀（Leung & Foster 1996）。巴特朗（Bartram 1995）還將蓖麻油當成催乳劑施予患者。

外用療效

瘡和膿腫（Leung & Foster 1996）。

化妝品方面的運用

蓖麻油被用來製造髮油、指甲油、卸妝水、固態香水和口紅。在衛浴用品方面，硫酸鹽化的蓖麻油是水溶性的，它也可以作為精油的基礎油，會在水中散開卻不會在浴缸留下一圈油垢。用來作眼線筆或眼圈化妝墨的「燈黑」色顏料，是以浸泡過草藥的燈芯來燃燒蓖麻油所製造出來的。

注意事項

過量攝取蓖麻油可能會引起嘔吐、劇烈腹痛和腹瀉。如果將蓖麻豆當成飼料餵食牲畜，可能會導致牲畜死亡，但它卻是一種絕佳的牧草肥料。蓖麻種子之所以有劇毒，是因為含有蓖麻類蛋白毒素（Bruneton 1995），據推測大約 20 年前名譟一時的「保加利亞傘」，就是使用了蓖麻毒（編註：傘中充填毒物，用以暗殺的武器。前保加利亞反對派作家喬治・馬可夫於 1978 年 9 月 7 日就是被這種傘所發射的毒丸所暗殺。），當時使用的劑量大約 250 微克（Knight 1979）。蓖麻油並不含這種毒蛋白。根據報告顯示，阿爾及爾人曾將蓖麻籽當成口服避孕藥來使用（Brondegaard 1973），且蓖麻籽油酸也被用來製作避孕膠（Duke 1985）。

參考資料

Bartram T 1995 Encyclopedia of herbal medicine. Grace, Christchurch pp 100–101

Brondegaard V J 1973 Planta Medica 23:167

Bruneton J 1995 Pharmacognosy, phytochemistry, medicinal plants. Intercept, Andover p. 130

Duke J A 1985 Handbook of medicinal herbs. CRC Press, Boca Raton p. 408

Knight B 1979 Ricin – a potent homicidal poison. British Medical Journal :350–351

Leung A Y, Foster S 1996 Encyclopedia of common natural ingredients used in food, drugs and cosmetics. Wiley, New York p.133

Patnaik N 1993 The garden of life. Aquarian, London

Schleifer H 1973 Sacred narcotic plants of the New World Indians. Lubrecht & Cramer, Monticello p. 193

櫻桃籽油 Cherry kernel oil

拉丁學名：*Prunus avium, Prunus cerasus*

科名：薔薇科（Rosaceae）

詞源

Avium 源於拉丁文，意思是「鳥的」；*Prunus* 是拉丁文的李樹；cerasus 則是櫻桃的拉丁文名字：*Prunus cerasus* 是酸櫻桃的意思。

植物及其環境

目前農業栽種的櫻桃是由酸櫻桃（*Prunus cerasus*，黑櫻桃的祖先）和甜櫻桃（*Prunus avium*）兩種種類衍生而來，這種櫻桃野生於英國，並生產出甜櫻桃。

植物油特性

櫻桃籽油是軟化劑也是穩定劑。

桃仁油（Persic oil，又譯杏仁油）是從各種果仁以冷壓的方式萃取而來的基礎油，例如：杏桃、桃子、櫻桃和李子。（請參考杏桃仁油一節）。法國藥典中載有一篇關於桃仁油的專題論文（Bruneton 1995）。

萃取方法

櫻桃籽油是從各種不同種類酸櫻桃（Prunus cerasus）的果核中壓榨出來的。

組成成分

類型	根據	含量（％）
C16：0	palmitic acid 棕櫚油酸	4～9
C18：0	stearic acid 硬脂酸	< 4
典型的飽和脂肪酸單位含量		< 15
C18：1	oleic acid 油酸	58～80
C18：2	linoleic acid 亞麻油酸	10～32
C18：3	linolenic acid 次亞麻油酸	< 0.1

物理特性

氣味	輕微的核仁味
酸價	最大 2.0
碘價	95～115
皂化價	182～202
可溶解	異丙酯（isopropyl esters）、礦物油和其他植物油
不溶解	水

化妝品方面的運用

　　櫻桃籽油可以給予皮膚持續軟化的功效，並且提供頭髮高度的光澤效果，通常被使用在乳化且不含水的護髮乳中。雖然櫻桃籽油的功效和用法還有些不明，但它是一種分布均勻的天然軟化劑，通常使用於甜杏仁油中。

注意事項

　　研究報告顯示，將櫻桃籽油包裹在膏藥貼布下，貼在兔子的皮膚上，並無刺激性。

參考資料

Bruneton J 1995 Pharmacognosy, phytochemistry, medicinal plants. Intercept, Andover p. 126

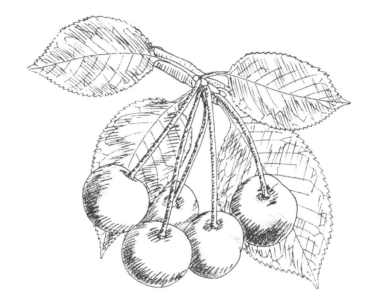

可可油 Cocoa butter

拉丁學名：*Theobroma cacao*

科名：梧桐科（Sterculiaceae or Byttneriaceae）

詞源

Cacao 源自墨西哥的 *cacauat*i。林奈（Linnaeus）以希臘文 *theobroma* 為此植物命名，意思是「眾神的食物」。可可油又稱 Cacao butter, beurre de cacao 和 kakao butter。

植物及其環境

此樹源自中南美洲，在當地栽種已有好幾個世紀，1695年可可油首度被製造出來。這些種子很受重視；有段時間可可的種子甚至被當作貨幣來使用。可可樹在多數熱帶、潮濕的國家生長繁盛，目前中南美、西印度群島、西非、錫蘭和爪哇都有種植。多年來這種植物不斷繁衍發展，事實上，原先的樹種已不存在。現今的可可樹，屬於一種小的常綠樹種，高矮參差不齊從 4 到 6 公尺高都有，約 12 到 20 英呎，黃色的小花有個性地直接從樹幹或老枝長出，結成棕色猶如大蠶豆或者小的黃瓜般的果實，每個果實會可以產出約含有三打左右的 3 公分（1 1/4 英吋）長的種子。這些新鮮的可可豆沒有香味且非常苦澀，只有在延長發酵和乾燥之後，他們才會呈現棕色；且必須在烘烤和翻轉幾次之後，明顯的可可味道才會出現（Bruneton 1995）。1519 年，西班牙探險家柯特茲（Cortez）首先在孟特儒（Montezuma，中美洲墨西哥阿

茲提克民族最後一任帝王）的皇宮裡，品嘗到這種令人驚嘆的味道，是一種再加上一點香草的氣味。可可旋即傳入歐洲，並且風靡歐洲，受到歐洲人的珍視。

植物油特性

Theobroma 是比可可油更廣為人知的固體脂肪。

萃取方法

化學上可可的果仁含有大約 50 ％的脂質（Bruneton 1995）；可可的種子首先得經過發酵、洗滌並乾燥，以便進行最後的處理過程。這個過程包括將種子去皮、烘烤，然後將烘烤過的種子熱壓出固態油形式的可可油。這個最後的步驟將生產出可可粉和可可油。溶劑萃取也是常用的萃取方式。

組成成分

類型	根據	含量（％）
飽和脂肪酸		
C16：0	palmitic acid 棕櫚油酸	25～29
C18：0	stearic acid 硬脂酸	25～29
C20：0	arachidic acid 花生酸	少量
典型飽和脂肪酸單位含量		29
單一不飽和脂肪酸		
C18：1	oleic acid 油酸	34～36
典型的單一不飽和脂肪酸單位含量		36
多元不飽和脂肪酸		
C18：2	linoleic acid 亞麻油酸	＜ 4
典型的多元不飽和脂肪酸單位含量		＜ 4

（Leung & Foster 1996）

物理特性

可可油的特性穩定但容易改變狀態，為帶點黃色的團塊，溫度達到 30 和 35℃時會融化。

民俗療法和植物的傳統用法

因為含有咖啡因（0.05～0.3％）和咖啡鹼（1～3％），可可的種子會引起頻尿和刺激性反應，雖然咖啡鹼並不影響中樞神經系統（Stuart 1987）。咖啡鹼油曾被使用來治療脖子、眼睛和嘴角的皺紋。歐洲傳統中它與其它成分結合使用，來治療傳染性的腸疾病、腹瀉、氣管炎、刺激性咳嗽、肺充血以及作為氣喘病支氣管的祛痰劑；它也被用來調節內分泌腺，特別是甲狀腺的功能（Monograph 1991）。

內服療效

可可油被廣泛地用來作為栓劑和陰道栓劑的主要原料，因為它可以在體溫下融化，它也被利用來作為一種藥膏的主要原料（Leung & Foster 1996）。

外用療效

因為它會在手中溶化可以當成藥膏、油膏以及按摩用的潤滑劑來使用，具有柔軟和潤滑皮膚的功效。

化妝品方面的運用

可可油被利用於口紅、指甲漂白劑、唇膏、肥皂、柔軟劑、睫毛膏和按摩乳液。

烹調用法

　　研磨的可可豆最主要的用途是製作巧克力；調製巧克力飲品時油會從可可豆裡釋放出來，此油也被用以製造巧克力。如同咖啡和茶含有咖啡因，巧克力飲料也同樣具有刺激性。可可粉可用在某些肉和魚的料理中尤其是章魚料理；西班牙、葡萄牙和義大利等也把可可粉與洋蔥、大蒜和番茄一起入菜。在某些國家，如：丹麥、愛爾蘭和英國，有 5 %的婆羅雙樹子油（婆羅雙樹*Shorea robusta*；龍腦香科*Dipterocarpaceae*）被當作可可油的替代品。婆羅雙樹子油也可用以製造化妝品。

注意事項

　　可可油可能會造成皮膚過敏，有時會被人以蠟、硬脂、動物或植物油混攙作假（Trease & Evans 1983）。

參考資料

Bruneton J 1995 Pharmacognosy, phytochemistry, medicinal plants. Intercept, Andover pp 889–891
Leung A Y, Foster S 1996 Encyclopedia of common natural ingredients. John Wiley & Sons, New York pp 181–184
Monograph 1991 Cacao semen. Bundesanzeiger no. 40 27 February. Cited in: Leung & Foster 1996
Stuart M (ed.) 1987 The encyclopedia of herbs and herbalism. Black Cat, London p. 271
Trease G E, Evans W C 1983 Pharmacognosy. 12th edition. Baillière Tindall, London p. 335

椰子油 Coconut oil

拉丁學名：*Cocos nucifera L*

科名：棕櫚科（Palmae）

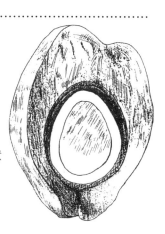

詞源

Cocos 在葡萄牙語裡是猴子的意思，因為其果實和猴子臉很相似。Nucifera 意思是「結出果實」。

植物及其環境

椰子樹可長到大約 25 公尺，約 80 英呎高，十分具有商業價值。椰子起源於何處未知，但是有人相信它是從印度洋傳播到馬來西亞和玻里尼西亞。椰子的外部纖維不受海水影響，生長在海岸邊的椰子樹，果實成熟掉落時，會隨潮汐和水流被帶到南海諸島上。如今因為其經濟價值，椰子普遍被種植在許多熱帶地區，特別是非洲和東南亞。

椰子有著巨大的核、堅硬的內果皮和纖維構成的外皮，種子和內果皮是它主要的經濟價值所在。椰子的胚乳構成「椰奶」和固體椰乾，含有約 65 ％ 的脂質（Bruneton 1995）。

經過 30 年時間完全長成後的椰子樹，一年可以產出大約 80 顆椰子，雖然據說某些特別的種類，一年可以在 10 到 20 串椰子串上長出 200 顆椰子。椰子的葉子極長，可長達 4 到 5 公尺，約 13 到 16 英呎，且只長在樹頂，因此樹幹還可以

看見每年成長後葉子所留下的環紋。

> 誰要是看到了直立的椰子葉將可直接上天堂。
>
> 印度諺語

植物油特性

椰子油是一種白色固體、結晶狀、高度飽合的脂肪，大約在 25℃下會融化，有一種特殊容易辨認的氣味，即使暴露在空氣中也很穩定。

固態椰子油經過分餾，可以得到清澈的液態油。它是一種市售的分餾油，但卻不是一種完整的油，因此是否適於芳香治療中有待商榷。分餾且淨化過的椰子胚乳油（BPC 的植物油），含有三酸甘油脂，但此三酸甘油脂僅含有低鏈和中鏈脂肪酸，例如：辛酸和癸酸，它的黏性低且在 0℃時會固化（Trease & Evans 1983）。

萃取方法

椰子油可以用冷壓椰殼內果肉的方式取得，但是也經常以溶劑萃取。

組成成分

類型	含量（％）
典型飽和脂肪酸單位含量	85.2 ％
典型單一不飽和脂肪酸單位含量	6.6 ％
典型多元不飽和脂肪酸單位含量	1.7 ％

甘油酯：甘油三肉豆蔻酸脂（trimyristin）、甘油三月桂酸脂（trilaurin）、三油酸甘油脂（triolein）、三硬脂酸甘油

脂（tristearin）、三棕櫚精（tripalmitin）以及辛酸（caprylic）、癸酸（capric）和己酸（caproic acids）的甘油脂。

物理特性

顏色	白色
氣味	無氣味無味道
溶點	25～27℃

民俗療法和植物的傳統用法

　　因為易於起泡，椰子油被用來製作白色肥皂，特別是漂浮在水中那種；它也是用來製造無皂洗滌劑——脂肪醇的來源。

　　堅固的殼可以燃燒製成炭，椰子殼的外部纖維也是一種很有價值的原料，可以用來製作繩子、床墊和蓆子等，曬乾後的椰子核已不再是白色，呈現棕色且乾枯，然而從這些椰乾可以榨出其重量三分之二的油，榨乾後的椰餅可以當作動物飼料。

　　椰子在印度被認為是種達成願望的水果；在盛大的開幕集會，會剖開一個椰子以求得到眾神的祝福，例如：新船的下水典禮或是電影的開鏡儀式。它能提供椰奶、椰子水、乳液和椰子油，且這種椰子油可以當作阿輸吠陀的藥方，用以治療燒燙傷、掉髮、排除腎結石以及心臟和循環問題（Patnaik 1993）。

內服療效

分餾油含有中鏈長度的三酸甘油脂（主要是 C_{12} 和 C_{14}），它可以使用在纖維囊腫患者的飲食中。這是因為高含量的中鏈脂肪酸使椰子油更容易被胃腸道吸收（Evans 1996）。它也可當成栓劑來使用，因為它在體溫下會軟化並且融化。

外用療效

因為椰子油的潤膚效果，常使用在芳療按摩的過程中。

化妝品方面的運用

雖然椰子油可以使皮膚光滑如絲緞，但也有可能會引起疹子。它廣泛被使用在製作潤膚劑、髮油，因為具有潤滑的特性，也被用在製作口紅和肥皂的配方中。許多潤髮乳含有椰子油，因為它有益於乾性髮質。在熱帶地區從小就在頭髮上塗抹椰子油的種族，很少出現頭髮發白和禿頭的問題。椰子油可以助曬，但並不能過濾陽光紫外線。

烹調用法

脫臭過的椰子油可以當成奶油的替代品，也可以用來製作人造奶油。

注意事項

椰子油可能引起某些人的過敏反應（Winter 1984），尤其是溶劑淬取油。

參考資料

Bruneton J 1995 Pharmacognosy, phytochemistry, medicinal plants. Intercept, Andover p. 136
Evans W C 1996 Trease and Evans' pharmacognosy. Saunders, London p. 187
Patnaik N 1993 The garden of life. Aquarian, London
Trease G E, Evans W C 1983 Pharmacognosy. Baillière Tindall, London p. 333
Winter R 1984 A consumer's dictionary of cosmetic ingredients. Crown, New York p. 73

二 椰子油 *Coconut oil*

玉米油 Corn oil

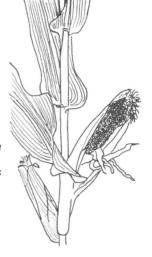

拉丁學名：*Zea mays*

科名：禾本科

（Graminae, Poaceae）

詞源

又稱 Indian corn， Maize。*Zea* 是希臘另一種相關植物的名字；*mays* 則是墨西哥文。

植物及其環境

玉米能生長到大約 4 公尺高，約 12 英呎，原產於中美洲，阿茲提克人、印加人和瑪雅人都曾使用甚至崇拜它。目前並無野生玉米曾經被發現，因此根據推測我們目前使用的玉米是經過雜交配種的結果，開始的年代則可追溯到史前時代。玉米也是美洲的發現者──克里斯多夫‧哥倫布帶回歐洲的植物之一。在歐洲栽種後不久，這種有營養的作物，就被傳入非洲和東方。

植物油特性

純玉米胚芽油是一種淡黃色、透明的油，因含有豐富的維生素 E（0.6％），可以預防氧化作用，因此易於儲存，屬於半乾性油。

玉米油通常透過蒸氣、加壓的方式，從玉米胚芽中萃取出。玉米油的次級品可能是從整顆玉米粒取得，且生產出來的油呈現橙色。因為經過蒸氣、漂白和重新上色，這種油在芳療中並不常用。並無冷壓油，是因為在胚芽中僅含有 6 ％的油。

組成成分

玉米油主要是由不飽和脂肪酸所組成（大約 65 ％ ～80％），其中包括約 58 ％的亞麻油酸，以及 1.5 ％的α－次亞麻油酸、油酸和花生酸，用來烹飪時可以幫助油脂的吸收；玉米油僅含有少量飽和的棕櫚油酸和硬脂酸。玉米油是ω－6脂肪酸的來源。

類型	根據	含量（％）
飽和脂肪酸		
C12：0	lauric acid 月桂酸	< 0.3
C14：0	myristic acid 肉豆蔻酸	< 0.3
C16：0	palmitic acid 棕櫚油酸	9.0～14.0
C18：0	stearic acid 硬脂酸	0.5～4.0
C20：0	arachidic acid 花生酸	< 1.0
C22：0	behenic acid 山崳酸	< 0.5
C24：0	lignoceric acid 木焦油酸	< 0.5
飽和脂肪酸總含量		14
單一不飽和脂肪酸		
C16：1	palmitoleic acid 棕櫚烯酸	< 0.5
C18：1	oleic acid 油酸	24～42
單一不飽和脂肪酸總含量		28

類型	根據	含量（%）
多元不飽和脂肪酸		
C18：2	linoleic acid 亞麻油酸	34～62
C18：3	alpha-linolenic acid α－次亞麻油酸	＜ 2.0
多元不飽和脂肪酸總含量		58

物理特性

酸價（mg KOH／g oil）	最大 0.2
過氧化價（meq／k oil）	最大 2.0
在 40℃ 時的折射率	1.4640～1.4690
顏色測定（Lovibond 5.25" cell）	最大 2.5 紅色
碘價（wijs）	103～131
皂化價	187～193
非皂化價	最大 2.0
比重 25℃	0.915～0.920
熱量	901 卡／100 毫升

維生素和礦物質成分

玉米油含有維生素 A、B_1、B_2、C 和 E。玉米粒胚芽在維生素 E、鐵、鋅和纖維的含量上優於麥芽。它也是鉀、鎂和銅的來源。

內服療效

有報告指出用餐時食用一湯匙約 15 毫升的玉米油，可以改善諸如：氣喘、濕疹、花粉熱和偏頭痛等疾病。

化妝品方面的運用

玉米油多半用在製作潤膚乳液和牙膏。

烹調用法

　　玉米片、玉米粉和玉米葡萄糖的製造商大量製造這種被廣泛使用的烹飪用油，因此玉米油十分便宜且產量豐富。它也被用來製作人造奶油、巧克力、起士醬以及餅乾。

棉花籽油 Cottonseed oil

拉丁學名：*Gossypium barbadense*（*plus various species*）

科名：錦葵科（Malvaceae）

詞源

源自拉丁文 *gossypinus* 一字，意思是像棉花一樣。

植物及其環境

棉花最早源自印度，最早種植是為了獲取棉花纖維，西元前五百年左右被引進中國和埃及，直到 1774 年才引進美國。祕魯有一種棉花種類根據記載早於埃及棉花產業；古印度著作中也曾提到棉花籽油的使用。這種植物形如矮小灌木，高度可以長到 1.5 公尺，黃花紫心，花心通往一個囊狀物，內含毛狀纖維包著棉花籽，此毛狀纖維也就是棉花纖維的來源。

植物油特性

棉花籽油曾經占英國蔬菜供應約 15 ％，不過到了 1956 它卻少於 3 ％。棉花籽油是從草棉（*Gossypium barbadense*）又名「海島棉」的種子和其他種類的棉萃取獲得；它是一種平淡無味、不容易腐臭的油，經常被運用在許多外部塗抹的用途上。某些種子幾乎是無棉絮的，商業上稱之為「黑色」；其他外表裹覆毛茸茸棉絮的種子則稱為「白色」；顯然前者因每個種子重量較重產出較多的油，大約 20～25 ％。

棉花籽油有著類似於錦葵科洛神花（*Hibiscus sabdariffa*）的特性，可用來取代天然蓖麻油（Duke 1985）。

萃取方法

棉花籽油是以熱壓、高壓（1500 磅／平方英吋）萃取出來，所得到濃厚的生油必須再經過精煉。

組成成分

類型	根據	含量（％）
典型飽和脂肪酸含量		25
單元不飽和脂肪酸		
C18：1	oleic acid 油酸	21
多元不飽和脂肪酸		
C18：2	linoleic acid 亞麻油酸	50
典型不飽和脂肪酸含量		75

化妝品方面的運用

因為棉花籽油相當廉價，因此它被廣泛地用以製作肥皂、乳霜、嬰兒乳液、指甲油去光水和潤滑劑，但它並不適於芳香治療。

烹調用法

因為棉花籽油很便宜，所以可以用作沙拉油和用來煎魚。

注意事項

棉花籽油會引起過敏反應是眾所皆知的，但是卻很難避

免使用它，因為它被廣泛地運用在化妝品的調配上。這種油有助瀉的效果，也會引起流產；棉花的任何部分都不應該內服，除非在服用前有醫師指示。

參考資料

Duke J A 1985 Handbook of medicinal herbs. CRC Press, Boca Raton p. 229

月見草油 Evening primrose oil

拉丁學名：*Oenothera biennis*

O. glazioviana

（*O. lamarkiana,*

O. riparia）

科名：柳葉菜科

（Onagraceae）

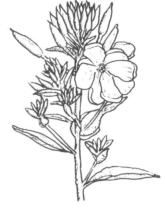

詞源

月見草也被稱為國王的萬靈藥（King's Cureall）。*Oinotheras* 是這種植物的希臘名字；*biennis* 在拉丁文中則是兩年一次的意思。*Glazioviana* 依照植物學家 Glaziou（1828—1906）來命名。*Ripana* 有「河岸」的意思。

> 這是一種像酒一樣的藥草可以使心情愉悅，即
> 使將它餵給最兇猛的野獸，它也可以馴服牠，使牠
> 變得溫柔。
>
> *Pliny*（*quoted by earle 1991*）

> 它可以排開肝、脾的阻塞，促進排尿，泡成飲
> 品對水腫有幫助。
>
> *Culpeper 1650*

植物及其環境

月見草原產於北美，1619 年被引進歐洲，目前在地中海地區十分普遍，英國也有種植。它會在初夜時分突然短暫開

出金黃色的花朵旋即凋謝，之後長出含有小種子的豆莢，種子的大小和芥子非常相似，月見草油就是從這些種子萃取而來。第二夜下一個循環的花期展開，依循這個模式花朵逐漸朝向莖的頂端生長。它幾乎能在任何地方生長，如：河床、山上、海岸甚至在沙漠中。

植物油特性

像琉璃苣油一樣，月見草油的不飽和程度較高，因為月見草油含有高達 25 ％的不飽和脂肪酸，因此和其他種植物油相比，易於起化學變化比較不穩定。其顏色呈現黃色，暴露在空氣和光線下會氧化，尤其在重金屬的環境下氧化速度會加快。

必須謹記的是亞麻油酸（GLA）非常脆弱，在空氣中很容易就會被光線、熱度、潮濕和氧氣破壞。因此月見草油應該和空氣隔絕，儲存在涼爽陰暗處。

萃取方法

月見草油是從種子中被壓榨而來。

組成成分

類型	根據	含量（％）
飽和脂肪酸		
C16：0	palmitic acid 棕櫚油酸	6.5
C18：0	stearic acid 硬脂酸	1.3
C20：0	arachidic acid 花生酸	0.3
典型飽和脂肪酸單位含量		8

類型	根據	含量（%）
單一不飽和脂肪酸		
C20：1	Eicosenoic acid 二十碳烯	0.2
典型單一不飽和脂肪酸單位含量		0.2
多元不飽和脂肪酸		
C18：2	Linoleic acid 亞麻油酸	72（65〜75）
C18：3	Alpha-linolenic acid α－次亞麻油酸	0.2
C18：3	Gamma-linolenic acid γ－次亞麻油酸	9.5（8〜10.5）
典型多元不飽和脂肪酸單位含量		80

物理特性

酸價	最大 1.0
比重	0.923

民俗療法和植物的傳統用法

　　北美當地浸泡月見草籽以治療傷口，也使用葉子和根。過去在歐洲月見草很少用於醫療目的，但是英國草藥學專家約翰・帕金森（John Parkinson）1629 年曾描述過月見草。

內服療效

　　目前眾所皆知亞麻油酸可以降低血中的膽固醇（Bartram 1996），並且對於防止心臟疾病也很有效果。亞麻油酸和γ－亞麻油酸皆被歸類為必需酯肪酸，是人體無法自行合成、如同維生素般的物質，對於維持細胞和身體功能是不可或缺的（WHO 1990）。

　　月見草油被聲稱對退化疾病、降低血壓、抑制血栓形成、控制關節炎和治療遺傳過敏性濕疹都有極大的效果

（Lovell 1981），藉由反轉肝退化的方式，它還可以降低孩童過度活動力並且對付酒精中毒、緩解經期前緊張症（Horrobin 1983）和精神分裂（Barber 1988, Horrobin 1990, Li Wan Po 1991），精神分裂症協會推薦日常生活中服用月見草油、維生素 B₃、B₆、C 和鋅。目前有些人認為月見草油並無實際效用，因為醫師的處方劑量通常很少，但糖尿病患者卻可以使用月見草油以減少對胰島素的依賴，患者在試用階段已顯示可以顯著改善感覺神經的傳導功能（Bartram 1996）。但在遺傳過敏性濕疹的治療中，使用月見草油仍有爭議（Berth-Jones & Graham-Brown 1993）。

　　印度工人聲稱月見草油可殺死腫瘤細胞，尤其在增加自由基產生方面十分顯著（Ramesh1992）。

　　月見草油也被推薦來治療經前症候群，但是目前證據仍有矛盾（Collins et al 1993）。

外用療效

　　◎有益於乾燥剝落的皮膚。

　　◎改善頭皮屑。

　　◎對牛皮癬（Ferrando 1986）有效。

　　◎對濕疹有助益（Kerscher & Korting 1992）。

　　◎加速傷口癒合。

化妝品方面的運用

　　標準在 20 ％左右的月見草油可以用在預防皺紋的配方中。一旦體內的三酸甘油脂被破壞，亞麻油酸會被身體用來

修護並保養皮膚組織。

烹調用法

直到到十九世紀的德國，月見草淹漬過的根部才被當成開胃菜來食用。月見草整株植物都可食用，幼嫩的根煮過後作為冷盤或熱食皆可。

注意事項

曾有人說富含亞麻油酸分子的油，能充當強力類荷爾蒙物質，此物質對身體器官和運作過程有深遠影響，因此並不建議長時間口服（Mindell 1991）。

有些報告是關於服用亞麻油酸作為補充時，所產生預期外的副作用：頭痛、噁心、輕微的腹瀉（Briggs 1986, Horrobin 1990）。齊瓦利爾（Chevallier 1996）告誡大家如果有癲癇，不可服用月見草油。

琉璃苣油常被用來混攙於月見草油中，以強化亞麻仁油酸的含量。

參考資料

Barber H J 1988 Evening primrose oil: a panacea? Pharm Journal 240: 723–725
Bartram T 1996 Encyclopedia of herbal medicine. Grace, Christchurch p. 175
Berth–Jones J, Graham–Brown R A C 1993 Placebo controlled trial of essential fatty acid supplementation in atopic dermatitis. Lancet 341:1557–1560
Briggs C J 1986 Evening primrose. Rev Pharm Canad, 119: 249–254
Chevallier A 1996 The encyclopedia of medicinal plants. Dorling Kindersley, London p. 239
Collins A, Cerin A, Coleman G, Langren B M 1993 Essential fatty acids in the treatment of premenstrual syndrome. Obstetrics & Gynaecology 81:93–98
Earle L 1991 Vital oils. Ebury, London
Ferrando J 1986 Clinical trial of topical preparation containing urea, sunflower oil, evening primrose oil, wheatgerm oil and sodium pyruvate, in several hyperkeratotic skin conditions. Med Cutan Lat Am, 14(2): 132–137
Horrobin D F 1983 The role of essential fatty acids and prostaglandins in the premenstrual syndrome. Journal Reprod Med, 28: 465–468

Horrobin D F 1990 Gamma linolenic acid: an intermediate in essential fatty acid metabolism with potential as an ethical pharmaceutical and as a food. Rev Contemp Pharmacother, 1: 1–45

Kerscher M J, Korting H C 1992 Treatment of atopic eczema with evening primrose oil: rationale and clinical results. Clinical Investigation Feb. 70(2): 720–721

Li Wan Po 1991 Evening primrose oil. Pharm Journal 246: 670–676

Mindell E 1991 Evening primrose oil: what is it? The Vitamin Connection, July/August p. 38

Ramesh et al 1992 Effect of essential fatty acids on tumour cells. Nutrition, 8(5): 343–347

WHO 1990 Diet, nutrition and the prevention of chronic diseases. WHO

葡萄籽油 Grapeseed oil

拉丁學名：*Vitis vinifera*

科名：葡萄科（Vitaceae）

詞源

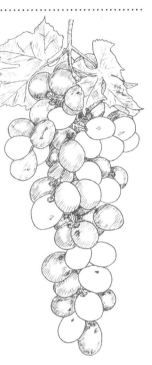

Vinifera 源於拉丁文，原意
是結出酒的果實，和 *vitis* 是拉丁
文「葡萄藤」的意思。

植物及其環境

葡萄是一種落葉性爬藤類有
藤蔓卷鬚的植物，能夠長到 20 到
30 公尺長，約 70 到 100 英呎。
人工種殖的葡萄藤有著雌雄同體
的花，野生葡萄藤卻是雌雄異體（單性）。人工種植的葡萄
總共約有 3000 多種，都可以結出葡萄，但每顆葡萄通常不會
超過兩顆種子。

植物油特性

葡萄籽油最初是產於法國，現在則主要由西班牙、義大
利和加州所生產。葡萄籽可產出高品質的食用油，且拜其果
肉和營養特性所賜大眾對它相當熟知。經過精煉的葡萄籽油
相當好保存，它無味且幾乎是無色，是一種品質細緻的好
油，常被用來潤滑手錶。

萃取方法

　　葡萄產區可生產出大量葡萄，經過釀造和蒸餾後所剩下的葡萄籽，會經過洗滌、乾燥和壓碎，然後在加熱的狀態下壓榨，因為一般葡萄籽僅含 13 ％的油，葡萄籽油無法經由冷壓生產。萃取出的油，可能會經過精煉以增進透明度和味道。

組成成分

類型	根據	含量（％）
飽和脂肪酸		
C14：0	myristic acid 肉豆蔻酸	< 0.3
C16：0	palmitic acid 棕櫚油酸	5.0〜11.0
C18：0	stearic acid 硬脂酸	3.0〜6.0
C20：0	arachidic acid 花生酸	< 1.0
C22：0	behenic acid 山榆酸	< 0.3
典型飽和脂肪酸單位含量		11
單一不飽和脂肪酸		
C16：1	palmitoleic acid 棕櫚烯	< 1.0
C18：1	oleic acid 油酸	12〜20
典型單一不飽和脂肪酸單位含量		20
多元不飽和脂肪酸		
C18：2	linoleic acid 亞麻油酸	69（58〜81）
C18：3	alpha-linolenic acid α－次亞麻油酸	< 1.0
典型多元不飽和脂肪酸單位含量		69

物理特性

氣味	輕微或無氣味
酸價	最大 0.2

比重	0.915～0.925
熱量	905　卡／100毫升
碘價	123～143

民俗療法和植物的傳統用法

據說葡萄籽油首度被產出，是在拿破崙統治下的法國，當時人民生活十分艱困。米謝勒（Michelet）指出當法國人仍在為了餵飽自己而掙扎奮鬥時，一家葡萄籽油工廠在塔恩（Tarn）成立。葡萄籽油除了可食用外，還可以用來燃燈照明。

內服療效

葡萄籽油很容易被消化，並且不含任何膽固醇。

外用療效

讓皮膚有如緞子般的細緻，且不油膩。

化妝品方面的運用

因為葡萄籽油無毒且不易造成過敏，它常被用來製作潤膚乳液（Price 1987）。

烹調用法

因容易消化且幾乎不含膽固醇，葡萄籽油也很適用於高血壓和動脈硬化患者的飲食和烹調。

注意事項

　　葡萄籽油並無任何已知的使用禁忌，而且它是無毒的（Winter 1984）。

參考資料

Price S 1994 Practical aromatherapy. Thorsons, London
Winter R 1984 A consumer's dictionary of cosmetic ingredients. Crown, New York p. 127

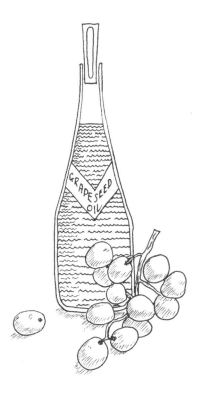

榛果油 Hazelnut oil

拉丁學名：*Corylus avellana*

科名：榛木科

　　　（Corylaceae）

詞源

又稱作 cobnut，洋榛，又稱開心果，或者 filbert 歐洲榛。法文是 noisette；德文是 hasel-nuss。*Korylos* 這個字是希臘文榛果樹的意思，*avellana* 則顯示出它是來自義大利南方的 Avella Vecchia。

植物及其環境

榛果樹是一種天然小落葉樹，高 3 公尺，約 10 英呎，雖然它可能源自希臘，但整個北歐洲野外都可以看見它的蹤影。它在同一棵樹上同時長有雄花和雌花，每年二或三月間，會結出長長的黃色花穗，這是它一個明顯的特徵。

植物油特性

榛果油的顏色是琥珀黃，口味十分討喜。因為成分相似，榛果油經常用來替代杏仁油（Bruneton 1995）。

萃取方法

這種油通常以冷壓法取得然後靜置數天，等待沉澱後，再進行過濾，萃取量約占重量的 40 %。

組成成分

類型	根據	含量（%）
飽和脂肪酸		
C14：0	myristic acid 肉豆蔻酸	<0.2
C16：0	palmitic acid 棕櫚油酸	4.0～10.0
C18：0	stearic acid 硬脂酸	1.0～4.0
C20：0	arachidic acid 花生酸	<1.0
典型飽和脂肪酸單位含量		9
單一不飽和脂肪酸		
C16：1	palmitoleic acid 棕櫚烯酸	<0.2
C18：1	oleic acid 油酸	74(70～84)
典型單一不飽和脂肪酸單位含量		74
多元不飽和脂肪酸		
C18：2	linoleic acid 亞麻油酸	17(9～19)
C18：3	alpha-linolenic acid α－次亞麻油酸	<1.0
典型多元飽和脂肪酸單位含量		17

物理特性

氣味	有一種令人愉悅和特別的味道
酸價值	最大 0.2
比重	0.910～0.920
熱量	893　卡／100 毫升

內服療效

　　榛果油據說可以作為消化劑和驅蟲藥，並且可內服以治療尿路結石、腎絞痛和條蟲寄生。適用於青少年、老年人、孕婦和糖尿病患者。

外用療效

◎可迅速滲入皮膚（請參考第三章）。

◎有滋養皮膚的效果。

◎有輕微的收斂效果。

◎可刺激循環。

它經常用於油性的皮膚和治療粉刺，有時和葡萄籽油或另一種基礎油，如：向日葵油一起稀釋使用。

化妝品方面的運用

智利技術研究機構委託法國生化毒物實驗室（Bio-Tox Lab, INTEC 1992）所做的一份研究顯示，榛果油具有防曬效果，其防曬係數相當於美國食品藥物管理局（FDA）所頒布的係數 10。榛果油在化妝品工業上，已經廣泛被用於製作防曬油、乳液、頭髮再生液、洗髮乳和肥皂等等。

烹調用法

在烹調方面的使用，榛果果仁在輾碎前會先經過烘烤以增加風味。這種油嚐起來有榛果的味道，當作沙拉醬的調味料和烘焙食物都非常棒。法國廚師尤其重視榛果油，許多蛋糕和酥餅裡都可以發現榛果油。

注意事項

有報告顯示榛果會引起免疫接觸性風疹和過敏性反應（Lovell 1993）。

參考資料

Bruneton J 1995 Pharmacognosy, phytochemistry, medicinal plants. Intercept, Andover p. 124

INTEC 1992 Gathering and industrialisation of Chilean hazelnut oil. Report sponsored by the Agricultural Planning Office (ODEPA): 13

Lovell C R 1993 Plants and the skin. Blackwell Scientific, Oxford p. 36

大麻籽油 Hemp seed oil

拉丁學名：*Cannabis sativa*

科名：桑科（Moraceae）

詞源

目前大家所知的大麻，在拉丁文和希臘文中原本應該叫作 *Cannabis*；其他種龍蛇蘭科植物，如：劍麻（Henequen）、西波爾麻（sisal）和弓弦麻（bowstring hemp）等，也被稱做 hemp；馬尼拉麻屬於芭蕉科。Sunn hemp（又稱太陽麻、菽麻或菽麻）這個名稱則是來拉丁學名 *Crotalaria juncea*，屬於豆科。

植物及其環境

麻種植於亞洲，是一種一年生藥草的常用名，它強韌可以彎折的纖維可製成繩子，也可以作為大麻菸的原料。它被栽種於歐亞大陸、美國和智利。植物的高度大概從 1 公尺到 5 公尺，約 3～15 英呎都有，取決於氣候和土壤類型。雄性植物所開的花為腋生總狀花序（編註：有柄的花排列在同一不分枝的花軸上），經過授粉不久花朵就會謝掉；雌性植物的花則是開在短而密集的穗狀花序上（編註：沒有柄的花排列在一不分枝的花軸上。），種子成熟後就會凋謝。兩者的纖維都可利用。

植物油特性

　　大麻植物中對精神有顯著作用的物質並不存在大麻籽油中。大麻籽油的顏色有點類似深色橄欖油，嚐起來則像是向日葵油。大麻籽油可以安全被攝取，並且可以用來替代沙拉調味，不過因含有亞麻油酸，最好不要加熱。

組成成分

類型	根據	含量（％）
飽和脂肪酸		
C16：0	palmitic acid 棕櫚油酸	6
C18：0	stearic acid 硬脂酸	2
典型飽和脂肪酸含量		8
單一不飽和脂肪酸		
C18：1	oleic acid 油酸	12
典型單一不飽和脂肪酸含量		12
多元不飽和脂肪酸		
C18：2	linoleic acid 亞麻油酸	55
C18：3	linolenic acid 次亞麻油酸	25
典型多元不飽和脂肪酸含量		80

民俗療法和植物的傳統用法

　　大麻的花朵和葉子可用來生產麻醉藥劑、毒品以及大麻菸。大麻止痛和抗暈眩的特性廣為人知，可以用來減輕飽受多重硬化症以及癌症病患之苦，但是大麻籽油的益處卻鮮為人知。一般認為為最佳的營養比率是Ω—6與Ω—3為 3：1，而大麻籽油正好符合這種需求。有位 11 歲苦於濕疹搔癢的病患，發現服用類固醇的幫助並不大，但當她開始每天三次服

用三茶匙大麻籽油後，她發現其症狀減輕了；數週後當她完成一個療程，她的皮膚變得光滑許多而且不再感到不舒服。大麻籽所產出的油，可用在製作肥皂和油畫顏料上，種子本身也被廣泛地用來當作鳥食。在雌花樹頂和大麻籽中可以生產出一種叫作 charas 的樹脂，在印度它可以用來製成大麻菸毒混合物。大麻籽也可製成大麻籽脂，它比花生醬的營養價值更大（Erasmus 1986）。

參考資料

Notes from Dr. John Briffa and Encarta 95
Erasmus U 1986 Fats and oils. Alive, Vancouver p. 232

雷公根油 Hydrocotyle oil（macerated）

拉丁學名：*Centella asiatica, Hydrocotyle asiatica*

科名：繖形科（Apiaceae, Umbelliferae）

詞源

此外印度又稱為 pennywort，tiger grass 和 gotu kola。

植物

雷公根是二十多種多年生匍伏性植物的其中之一，它是一種多年生的藥草，生長於在印度以及從馬達加斯加到印尼的印度洋島嶼上。蔓延的莖上長著狀似小腎臟的葉子，直徑約 5 公分，約 2 英吋，有鋸齒狀的邊。夏天自葉腋下生出細小粉紅色花朵的繖狀花序。高度約 15 到 20 公分，約 6 到 8 英吋。雷公根以含有精油聞名，不過這種油並不常被拿來萃取精油。就外表來說，雷公根長得像歐洲的一種相關植物——香菇草（*Hydrocotyle vulgaris*，*又名「銅錢草」*）。

植物油特性

雷公根油為浸泡油，通常以甜杏仁油作為基礎油。

民俗療法和植物的傳統用法

從印度古代開始便用來治療皮膚炎，可幫助傷口癒合，現今認為這種療效與積雪草甙（asiaticoside）有關，對皮膚的照護也不錯。雷公根的萃取物可用來局部治療外科手術後的

傷口和輕微灼傷，由於可以改善下肢的血液循環，對於靜脈所引起的腿部潰瘍可以當做補償性療法來使用。傳說中它也可以用來舒緩靜脈和淋巴不適的症狀（Bruneton 1995）。有人認為雷公根油可以刺激皮膚再生和恢復失去的彈性。在印度它早就用來幫助打坐，印度和非洲一樣都使用它來對付痲瘋病（Bown 1995）。在馬達加斯加，它也被記載在法國藥典中。印度雷公根油以延年益壽聞名，且可對抗脂肪團。

參考資料

Bown D 1995 Encyclopedia of herbs and their uses. BCA, London pp 275–258
Bruneton J 1995 Pharmacognosy, Phytochemistry, Medicinal plants. Intercept, Andover pp 561–562

荷荷芭油 Jojoba wax

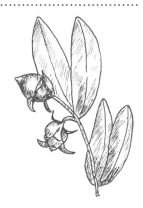

拉丁學名：*Simmondsia sinensis*（*Link.*）*C K Schneider, Buxus sinensis*

科名：黃楊科（Buxaceae）

詞源

荷荷芭的拉丁學名「*Simmondsia sinensis*」是以賽門茲先生（Mr. Simmonds）來命名，*sinensis* 的意思是「中國的」或是「從中國而來」；*buxus* 則是指黃楊科植物。又被稱為 goat nut 和咖啡莓（coffeeberry）。

植物及其環境

荷荷芭是多年生灌木有著強韌的葉子，在乾旱和半乾燥地區生長良好，在南加州、亞利桑那以及墨西哥西北方的沙漠地帶可以發現它自然生長。這種植物不論是雄性或雌性，都長得很慢，雌性灌木一直要到第 5 年才開始孕育種子。它需要 12 年才能完全成熟，高度約有 0.5 到 2 公尺，約 2 到 7 英吋；而其特徵是藍綠色的葉子，有一層厚厚的角質層表皮，以防止水分流失。

在荷荷芭果殼破裂讓種子落地之前，果殼會從綠色轉變成棕色。荷荷芭的種子產於夏天外表上和咖啡豆很像。

荷荷芭種子原先是以人工在野生灌木叢裡徒手撿拾而生

產，但是從 1979 年起已經開始商業栽種；種植荷荷葩可以避免乾旱的土地變成沙漠。

植物油特性

荷荷葩油並非一種油，而是一種金色的液態蠟。這因為它不是由三酸甘油脂組成，但是其脂類卻是由長鏈脂肪酸，平均鏈長 C20，以及長鏈含脂肪酸醇，平均鏈長為 C21 所組成。

荷荷葩油並不易氧化，有良好的耐熱穩定性且不易腐臭，因此它的儲存期較長，即使經過數年的時間，其化學成分也不易改變。此種油即使經重複加熱超過 285℃，或者是連續四天將溫度加熱在 370℃（Anon 1983）的狀況下，本質上都不會改變。如果將它放置在非常冷的地方或冰箱裡，它會凝固，但若室溫高過 10℃它就會迅速液化。它也可作為除了鯨臘油之外的另一種選擇（cf camelina oil qv）。

萃取方法

種子經壓碎可生產出大約 50～60 %的油，是一種蠟脂的混合物。

組成成分

類型	根據	含量
飽和脂肪酸		
C16：0	palmitic acid 棕櫚油酸	11
C18：0	stearic acid 硬脂酸	71
C20：0	arachidic acid 花生酸	14

類型	根據	含量
C22：0	behenic acid 山崳酸	1
其他		2
典型飽和脂肪酸單位含量		93
單一不飽和脂肪酸		
C16：1	palmitoleic acid 棕櫚烯酸	0.1
C18：1	oleic acid 油酸	6.7
典型單一飽和脂肪酸單位含量		6
多元不飽和脂肪酸		
C18：2	linoleic acid 亞麻油酸	0.3
C18：3	linolenic acid 次亞麻油酸	0.2
典型多元不飽和脂肪酸單位含量		0.5
脂肪醇含量		
C18：0	octadecanol 十八碳醇	1
C20：0	eicosanol 二十碳醇	44
C22：0	docosanol 二十二碳醇	45
C24：0	tetracosanol 二十四碳醇	9
其他		微量
典型脂肪醇單位含量		100

物理特性

氣味	一種淡淡的甜味
酸價	＜ 1.0
比重	0.863～0.865

民俗療法和植物的傳統用法

　　墨西哥和美國西南方的普韋布洛（Pueblo）印地安族人，會磨碎荷荷葩種子榨取種子油，塗抹在皮膚和頭髮上來對抗沙漠太陽的乾燥效應。熱荷荷葩油可緩和疼痛，也可用於緩

解皮膚擦傷。撒利族人（Seri）用荷荷葩油來治療眼睛發炎、感冒和喉嚨痛，它也被用來治療消化不良和難以癒合的傷口；目前它還被用來局部敷用以治療頭痛（Duke 1985）。

早期的西班牙傳教士也曾是荷荷葩油的使用者，1716年神父瓦拉迪斯（Varlardes）特別指出這種植物是「沙漠的珍奇禮物」；早期移民者將荷荷葩種子當成維生食品，而將烤過的種子當成咖啡的替代品（Leung & Foster 1996）。

內服療效

荷荷葩的種子以抑制胃口聞名。這種油不容易為消化液分解，因此對腸子有更直接的作用（Bartram 1996）。布魯尼頓（Bruneton 1995）提出如果將荷荷葩油餵食老鼠，可以在老鼠的小腸道中發現其組織和酵素活動都產生變化，這可能會阻礙所有的飲食吸收。

外用療效

◎含有一種抗消炎的肉豆蔻酸，因此這種油對於關節炎和風濕症有幫助。

◎對所有類型的皮膚都有益。

◎有益於乾燥的頭皮。

◎牛皮癬。

◎濕疹。

◎曬傷。

◎龜烈的皮膚和尿布疹（Bartram 1996）。

◎分子結構類似皮脂，荷荷葩油有益皮脂能對青春痘產

生療效。

◎控制過度的皮脂積累，據說可防止皮脂增生（Anon
1983）。

有證據顯示荷荷葩油能滲透皮膚，已有照片證實荷荷葩
油會聚積在頭髮根部的毛囊，並透過濾泡壁進入角質層
（Anon 1985）。

化妝品方面的運用

荷荷葩油可以滋潤頭髮，也是許多肥皂以及洗髮精的成
分，在除毛之後使用也很有益處，它可以平衡皮膚的酸性皮
脂膜，乾燥和油性皮膚都適用。基於它不油膩的良好潤滑特
性，美容業使用氫化後的荷荷葩油（*荷荷葩油會保持固態直
到溫度升高到 65℃，其硬度僅次於棕櫚蠟*）來製造乳液、化
妝水、肥皂和口紅；它會和其他的臘質形成固體以維持口紅
中的顏料和油；它也替代石油蠟（Wilson 1992）。

注意事項

荷荷葩油有可能會引起過敏反應（Winter 1984），也有
報告指出它會造成接觸性皮膚炎（Scott & Scott 1982）參考內
服療效部份。

參考資料

Anon 1983 Botanicals in cosmetics. Jojoba: a botanical with proven functionality.
　　Cosmetics & Toiletries June 98:81–82

Anon 1985 Jojoba: new crop for arid lands, new raw material for industry.
　　US National Research Council. National Academy Press, Washington.

Bartram T 1996 Encyclopedia of herbal medicine. Grace, Christchurch p. 258

Scott M J, Scott M J Jr 1982 Jojoba oil (Letter). Journal American Ac of Dermatol. 6: 545

Bruneton J 1995 Pharmacognosy, phytochemistry, medicinal plants. Intercept, Andover p. 146

Duke J A 1985 Handbook of medicinal herbs. CRC Press, Boca Raton pp 444–445

Leung A Y, Foster S 1996 Encyclopedia of common natural ingredients.
　　John Wiley & Sons, New York pp 322–323

Wilson R 1992 Drug & Cosmetics Industry 43

Winter R 1984 A consumer's dictionary of cosmetic ingredients. Crown, New York p. 154

夏威夷果油 Kukui nut oil

拉丁學名：*Aleurites moluccans*

科名：大戟科（Euphorbaceae）

植物及其環境

這種植物可能由早期波利尼亞移民帶到夏威夷，現在它已廣泛地在那裡生長；1959 年它被提名為官方州樹。夏威夷果樹葉子顏色蒼白，葉面底部是銀灰色，因此很容易就可以將它從其他生長於低海拔山坡上的樹辨認出來，它已能在火山土壤和夏威夷的氣候環境下適應良好。夏威夷果樹的果實外表有著大約 6 公厘，約 1/4 英吋的硬皮；裡面則是一個或兩個堅硬有皺紋的核，當它成熟時會從白色逐漸轉變為棕色再變為黑色。每棵樹每年生產大約 35 到 45 公斤的堅果，約 75～100 磅。

植物油特性

夏威夷果油來自其堅果，富含亞麻油酸和次亞麻油酸兩種必需脂肪酸。

萃取方法

傳統上夏威夷的當地人會將堅果外殼剝除，將果仁輕微烘烤最後壓榨出純淨的油。

組成成分

類型	根據	含量
飽和脂肪酸		
C16：0	palmitic acid 棕櫚油酸	6.4
C18：0	stearic acid 硬脂酸	2.8
典型飽和脂肪酸含量		9
單一不飽和脂肪酸		
C16：1	palmitoleic acid 棕櫚烯酸	0.1
C18：1	oleic acid 油酸	19.8
C20：1	eicosenoic acid 二十碳烯酸	0.6
典型單一不飽和脂肪酸含量		21
多元不飽和脂肪酸		
C18：2	linoleic acid 亞麻油酸	41.8
C18：3	linolenic acid 次亞麻油酸	28.9
典型多元不飽和脂肪酸含量		70

物理特性

顏色	淡黃
比重	0.926
酸價	0.55
碘價	184
皂化價	192～193
非皂化價	0.74 %
熔點	－ 12　℃
冰點	－ 22　℃
燃點	655　℉
沸點	600　℉

民俗療法和植物的傳統用法

新出生的嬰兒過去常常會被塗抹這種溫和的油，來保護

他們的皮膚避免受到陽光和海水的傷害。

外用療效

◎一種能夠滲透的油，容易吸收。

◎粉刺。

◎濕疹。

◎牛皮癬。

◎痔瘡。

◎曬傷。

◎乾燥／皮膚皺紋。

◎絕佳的戶外工作保護油。

化妝品方面的運用

運用於皮膚護理、醫藥製品、肥皂、食品和油漆等。

注意事項

夏威夷果油無毒性，甚至對眼睛也無刺激性。

萊姆花油　Lime blossom oil（macerated）

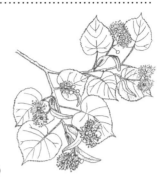

拉丁學名：*Tilia cordata Mill.*

　　　　　　T . europaea,

　　　　　　T. platiphyllos

　　　　　　Scop.

科名：田麻科

　　（Tiliaceae，又稱椴樹科）

詞源

又稱菩提樹（linden tree），*cordata* 拉丁文的意思是「心形」，*platiphyllos* 在拉丁文中則是寬葉的意思。

植物及其環境

此樹種高大且優雅，可以長到 30 公尺約 100 英呎高。它有翠綠的心形葉子，黃白色的花朵，帶著強烈的香氣成簇生長。萊姆花朵的氣味取決於一小部分精油的成分，而此成分又取決於花朵的部位，以及其多變的化合物：來自花朵苞片的精油富含乙醛；而來自花朵本身的精油，則主要是單萜的碳氫化合物。而兩者都含有氧化的單一和倍半萜類（芳樟醇、香葉醇、金合歡醇、樟腦、藏茴香酮和桉油醇）、芳香醇（苯乙醇和苯甲醇）、酚類以及脂肪族化合物。原產於歐洲和北半球。

植物油特性

純粹的萊姆花油是以溶劑萃取乾燥的萊姆花而得，但浸泡出的萊姆油占有比較大的重要性。

萃取方法

萊姆花被浸泡在品質良好的植物油裡數日，通常是有機向日葵油，並且不定時攪動，最後將雜質過濾掉。

民俗療法和植物的傳統用法

卡普波（Culpeper）聲稱萊姆花有益於頭部和鎮定神經，對於中風、癲癇、眩暈和心悸有極好效果。萊姆花已經可用於偏頭痛、情緒激動、動脈硬化性高血壓和感冒發燒（英國草本植物藥典 *British Herbal Pharmacopoeia*, 1983），尤其是神經緊張引起的血壓上升（Wren 1988）。

萊姆花常使用於醫學上，它們含有揮發性油類，促進發汗的配糖和橘皮苷（Weiss 1988），因此是極佳的發汗劑，偶爾還可當作利尿劑、健胃藥、抗痙攣藥和鎮靜劑(Bisset 1994)。傳統上可使用於治療成人和孩童之神經錯亂症狀，特別是有輕微的睡眠困擾時（Bruneton 1995）。

內服療效

根據報導萊姆花在有限制的範圍內，擁有抗真菌活動的能力（Guerin & Reveillere 1984）。且已經證實可作為鎮痙攣劑（Schauenberg & Paris 1990）、利尿劑和鎮靜藥（Sticher 1977）。

　　萊姆花茶可以用來緩解高血壓所引起的頭痛，對於情緒激動、失眠症和促進消化也有幫助（Bartram 1996），還可減緩憂鬱（Landis 1998）。

外用療效

　　◎抗皺。

　　◎減輕風濕症的痛苦。

　　◎放鬆、幫助睡眠（de Boek 1991）。

　　◎可以用來當作皮膚軟化劑，以及舒緩皮膚搔癢等皮膚問題。

飲食上的使用

　　菩提樹花茶（*法文稱之為* tilleul）在歐洲大陸被當成鬆弛舒緩劑大量飲用。

注意事項

　　對於使用萊姆花的浸泡油而言，目前並無已知的禁忌。有人建議心律不整的患者，應避免使用萊姆花(Duke 1985, Hamon & Blackburn 1985)。

參考資料

Bartram T 1996 Encyclopedia of herbal medicine. Grace, Christchurch p. 270

Bisset N G (ed.) 1994 Herbal drugs and phytopharmaceuticals. (Wichtl M, ed German edition), Medpharm, Stuttgart pp 496–498

British Herbal Pharmacopoeia 1983 British Herbal Medicine Association.

Bruneton J 1995 Pharmacognosy, phytochemistry, medicinal plants. Intercept, Andover pp 103–105

De Boek 1991 Personal communication.

Duke J A 1985 Handbook of medicinal herbs. CRC, Boca Raton.

Guerin J–C, Reveillere H–P 1984 Antifungal activity of plant extracts used in therapy. I. Study of 41 plant extracts against 9 fungal species. Ann Pharm Fr B: 553–559.

Hamon N W, Blackburn J L 1985 Herbal products – a factual appraisal for the health care professional. Cantext, Winnipeg.

Landis R 1998 Herbal defence against illness and ageing. Thorsons, London p. 309

Schauenberg P, Paris F 1990 Guide to medicinal plants. Lutterworth Press, Cambridge p. 257

Sticher O 1977 Plant mono–, di– and sesquiterpenoids with pharmacological and therapeutical activity. In: Wagner H, Wolff P (eds) New natural products with pharmacological, biological or therapeutical activity. Springer-Verlag, Berlin pp 137–176.

Weiss R F 1988 Herbal medicine. Beaconsfield Publishers, Beaconsfield p. 227

Wren R C 1988 Potter's new cyclopedia of botanical drugs and preparations. Revised, Williamson E W, Evans F J. Daniel, Saffron Walden.

亞麻籽油　Linseed oil
（Also known as flaxseed oil，又譯亞麻仁油）

拉丁學名：*Linum usitatissimum*

科名：亞麻科（Linaceae）

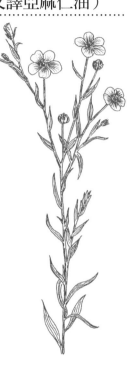

詞源

Linum 是拉丁文「亞麻」的意思，也就是我們所使用 linen（亞麻布）這個字的字源。*usitatissimum* 是拉丁文「有用的」這個詞的最高級用法，目前已發現這種植物有許多用途。

相同的植物產品之所以有兩個通用的英文名字（linseed oil 和 flaxseed oil），有其經深思熟慮的意圖——區別哪些產品適於人使用，標示為 flaxseed；哪些是以商業行銷為目的，以 linseed 為名（＊）。雖然亞麻已經被使用了數千年，但直到相當晚近，才被發現它和改善人體健康有關。

　＊編註：Flaxseed oil 和 Linseed oil 的中文譯名，都
　　　　　作亞麻籽油或亞麻仁油，在此為區別二者
　　　　　不同，特別以其萃取方法做一個區別，本
　　　　　文將 Flaxseed oil 譯為「冷壓亞麻籽油」；
　　　　　而 Linseed oil 譯為「水壓亞麻籽油」。

植物及其環境

亞麻是最古老的農耕植物之一起源於中亞。因為亞麻的莖可以提供製作布料的纖維,當地人栽種亞麻有 7,000 多年。此項傳統始於美索不達米亞人,埃及人繼之,他們以亞麻布包裹木乃伊,然後是希臘人等。羅馬人將它引進歐洲其他地區。愛爾蘭的亞麻布製造業大約始於 1,500 年前。西元 1850 年後,亞麻工業被引進阿根廷,從此阿根廷就成了很大的生產者。

今天所栽種的亞麻有很多是培養出來的變種,長梗的變種取其纖維,其他的則是取其籽;短梗的亞麻則可產出大量的籽來榨取亞麻籽油。原本是源自亞洲的亞麻籽油,現在已經可以從俄羅斯、北美洲、印度、摩洛哥、阿根廷和巴西所培養的亞麻籽所萃取。它是一年生的高瘦植物,高度範圍在 0.5 到 1.5 公尺,約 1.5 到 5 英呎之間,有著間隔交替的葉子和迷人的藍色花朵。這種植物在北方涼爽、以及日照較長的氣候裡生長得最好。

水壓亞麻籽油（linseed oil）

由於這種油與氧結合後會開始產生黏性,最後形成一層乾硬的薄膜,因此被稱為「乾性油」,而其中它的價值就在於它是構成油地氈（linoleum,注意這個字本身就是「lin 的油」之意）的主要成分（＊）,它也被用來作為油漆、亮光漆（塗在板球用的板子尤其有用）、木頭防腐劑、油性著色劑、混凝土防水塗料、印刷油墨、油灰、軟膠橡皮擦、刹車

來令片和硬紙板。煮沸的商用亞麻籽油比生油更快乾，這是因為沸騰會部分氧化這種亞麻籽油。只有一種油——夏威夷果油（*Aleurites moluccans*）會比它乾得更快（Duke 1985）。它是少數富含α－次亞麻油酸的油之一，與在魚油中發現的Ω—3 多元不飽和脂肪酸相似。

＊編註：油地氈是一種表面光滑的地面覆面材料，
　　　　用氧化油、樹脂、樹膠及摻料等混合原料
　　　　塗在粗麻布或毛氈的背襯上製成。

萃取方法

冷壓亞麻仁油（Flaxseed oil）：亞麻籽一定是以冷壓法，低於 400℃萃取以取得的好油，而且這種油一定是未經精煉、未過濾並且未經過脫臭過程。

水壓亞麻仁油（Linseed oil）：亞麻籽經蒸氣蒸軟，且用水壓的方式榨出油來。可以生產出超過種子重量約 40 ％的油。經此完整萃取過程所剩下的殘渣，可作為牲畜飼料。

組成成分

脂肪酸	含量（％）
linoleic omega-6 亞麻油酸Ω－6	16
linolenic omega-3 次亞麻油酸 Ω－3	60
oleic omega 油酸Ω－9	18
stearic acid 硬脂酸	

物理特性

亞麻籽油的使用，受限於其品質貯存的實際考量；在它

的營養品質開始敗壞之前,如果將它貯存在良好的條件下:涼爽、陰暗、與空氣隔絕,可保存四到五個月,即使過了這段時間,它仍可用來按摩。

油必須與氧隔絕以避免腐敗;也必須與光隔絕以防止形成自由基;還必須與熱隔絕,以防止反式脂肪酸的形成,反式脂肪酸在自然的狀態下無法自行產生。

維生素內容

冷壓亞麻籽油含有維生素 E 和β－胡蘿蔔素（維生素 A 的前驅物）。

民俗療法和植物的傳統用法

希波克拉底（Hippocrates）,古希臘醫生,被譽為醫學之父,他指出亞麻籽油對皮膚失調有幫助,但過去它幾乎很少當作藥來使用,它是肥皂溶液——甲酚的成分之一（Liquor Cresoli Saponatus － Lysol）;因為它也是油漆的主要成分,因此消耗量很大。它也曾被推薦來幫助消除體內不需要的金屬成分。八世紀時查理曼大帝（Charlemagne）曾下令使用亞麻籽來保持身體健康（Bown 1995）。伊朗有一種漿糊就是用亞麻、錦葵和罌粟熬煮而成（Duke 1985 p.344）。

藉由種子中的植物纖維,亞麻籽可以當作瀉藥;當它磨碎時,也可以摻入藥糊中,它能抗病菌並癒合傷口。煎煮亞麻籽可幫助減輕咳嗽。亞麻也含有木酚素——一種酚類化合物,會引起抗雌激素反應,這些化合物在素食婦女的尿液中特別大量,她們得到乳癌的風險較低。

外用療效

亞麻籽油可以作為燒燙傷藥膏的成分之一（Bartram 1995），也可用來緩和膽結石的移除。獸醫也將此油當作瀉藥來醫治動物。

水壓亞麻籽油對健康皮膚的用途

亞麻籽油可舒緩皮膚，也可當作化妝品的配方，諸如：刮鬍膏、藥用肥皂和潤膚劑。

烹調用法

在烹飪過程中亞麻籽油的使用，有嚴格的溫度限制，例如：高溫油炸將會破壞油的結構並形成有毒物質。若每天食用 3 大湯匙冷壓亞麻籽油，可以確保人體攝取足夠的 $\Omega-3$ 脂肪酸（Bartram 1995）。

注意事項

攝取超過 50 公克的亞麻籽是很危險的；因此在食用前請先尋求專業建議。

亞麻籽含有一種配糖──亞麻苦苷，理論上它會在胃裡酸性環境下釋放氰酸。但是到目前為止它並沒有任何氰酸中毒的案件傳出，而且數百萬種動物已經食用亞麻籽好長一段時間了。

參考資料

Bartram T 1995 Encyclopedia of herbal medicine. Grace, Christchurch p. 271
Bown D 1995 Encyclopedia of herbs and their uses. BCA, London p. 152
Duke J A 1985 Handbook of medicinal herbs. CRC Press, Boca Raton p. 29

澳洲堅果油 Macadamia oil

拉丁學名：*Macdadamia ternifolia, M. integrifolia*

科名：山龍眼科（Proteaceae）

詞源

　　Ternifolia 的意思是三片葉子長成一束，而 *integrifolia* 則是指整個未分割的葉子。以澳洲灌木堅果（Australian bush nut）、昆士蘭堅果（Queensland nut）、bauple nut 和 popple nut 幾個不同的稱號聞名於世。對澳洲原住民而言，它叫「kindal—kindal」。

植物及其環境

　　澳洲堅果樹原產於澳洲，自然生長於新南威爾斯東北方和昆士蘭東南方的亞熱帶森林中。原生樹種由 19 世紀中的移民者首度發現，現有的堅果以及堅果油乃是從原生樹種發展出的混種所衍生而來。其樹平均高約 11 公尺，約 36 英呎，但有時會長到 20 公尺，約 65 英呎。澳洲堅果樹有時會長出奶白色或者淡粉色的花，自我授粉，每季可產出 25 到 45 公斤，約 55～100 磅的堅果。果仁外包覆著一層堅硬的棕色殼，殼外有一層綠色的皮。

植物油特性

　　澳洲堅果油主要是由三酸甘油脂所組成，此三酸甘油脂含有高達 80 ％的單一不飽和脂肪酸，這種油具有很好防腐效

果。特別的是澳洲堅果油含有異常高比例的棕櫚烯酸,這種酸也在鯨魚和海豚等體內發現,含量大約 12～15 %。

萃取方法

此油是經冷壓(在 30～35 ℃的低溫)萃取而來,有精煉和未精煉兩種。這兩者都不會使用到溶劑,所以它保有原有的自然特性。

組成成分

類型	根據	含量(%)
飽和脂肪酸		
C12:0	lauric acid 月桂酸	0.1
C14:0	myristic acid 肉豆蔻酸	0.6～1.6
C16:0	palmitic acid 棕櫚油酸	7.0～9.5
C18:0	stearic acid 硬脂酸	2.0～5.5
C20:0	arachidic acid 花生酸	1.5～3.0
C22:0	behenic acid 山嵛酸	< 0.3
典型飽和脂肪酸單位含量		15
C16:1	palmitoleic acid 棕櫚烯酸	18～25
C18:1	oleic acid 油酸	55～67
C20:1	eicosenoic acid 二十碳烯酸	< 2.5 最大值
典型單一不飽和脂肪酸單位含量		83
多元不飽和脂肪酸		
C18:2	linoleic acid 亞麻油酸	1～3
C18:3	linolenic acid 次亞麻油酸	微量 2.4
典型多元不飽和脂肪酸單位含量		2

物理特性

氣味	微弱的核仁香味

酸價	0.2
比重	0.910～0.929

內服療效

澳洲堅果油有溫和的通瀉作用，像這樣的單一不飽和油，可以有效降低低密度脂蛋白（LDL）卻不會降低高密度脂蛋白膽固醇（HDL），並且可以減少低密度脂蛋白的氧化敏感性（Reaven et al 1991）。

外用療效

澳洲堅果油可做成令人舒適的按摩油，因為它良好的防腐力使它有著易於保存的特性。它是一種肌膚的潤滑劑，很容易就可以被皮膚所吸收，吸收速度之快還被描述成一種「瞬間消失」的油。澳洲堅果油含有很高的棕櫚烯酸含量，這是在其他植物油還沒發現的，不過棕櫚烯酸倒是在人類的皮脂腺分泌中可以發現，尤其是年輕人身上。也許這就是為什麼澳洲堅果油對老年人的皮膚有益（Avon 1991）。

化妝品方面的運用

澳洲堅果油被用來為日曬造成的老化皮膚提供保護；它也許可以取代用在皮膚修護的鯊魚油和礦物油。在頭髮保養方面，它被用在美髮油和熱油護髮的療程中。

注意事項

經過四年以各種不同實驗主題，如：不同類型和不同年

齡，在各種不同皮膚上的測試，並未發現澳洲堅果油顯示任

何毒性、刺激性或者引起過敏反應（Minroba）。

參考資料

Anon 1991 Cosmetics & Toiletries, February vol. 106

Minroba Undated Macadamia nut oil: the miracle of the 90's. Information Leaflet. Minroba Pty Ltd, Ballina

Reaven P, Parthasarathy S, Khoo J et al 1991 Oleate rich diets reduce LDL susceptibility to oxidation.
   Circulation (suppl. 2) 84:681

白芒花籽油 Meadowfoam oil

拉丁學名：*Limnanthes alba*

科名：沼花科（Limnanthaceae）

詞源

Limnanthes 來自兩個希臘語單字，*limne* 意思是「沼澤」和 *anthos* 意思是「一朵花」；alba 是拉丁文「白色」的意思。

植物及其環境

白芒花是一種冬季生長的一年生低矮草本植物，原產於北美太平洋沿岸。

植物油特性

白芒花籽油不尋常的地方在於，絕大部分組成它的脂肪酸是 C20 或含有更多碳原子，比油菜籽油多。由於含有 0.07 ％的α－，β－和γ－生育酚，這種油非常穩定。

萃取方法

白芒花籽油是從白芒花的種子中提煉出來的，種子大小約 2 到 3 公釐長，含油量約占重量的 25～30 ％。

組成成分

類型	根據	含量（%）
飽和脂肪酸		
C16：0	palmitic acid 棕櫚油酸	<1.0
C18：0	stearic acid 硬脂酸	<0.5
C20：0	arachidic acid 花生酸	微量
C22：0	behenic acid 山榆酸	微量
典型飽和脂肪酸含量		1
單一不飽和脂肪酸		
C16：1	palmitoleic acid 棕櫚烯酸	<0.5
C18：1	oleic acid 油酸	0～4
C20：1	eicosenoic acid 二十碳烯酸	60～65
C22：1	erucic acid 芥酸	8～11
典型單一不飽和脂肪酸含量		77
多元不飽和脂肪酸		
C18：2	linoleic acid 亞麻油酸	0～4
C18：3	alpha-linolenic acid α－次亞麻油酸	微量
典型多元不飽和脂肪酸含量		22
其他組成		
C22：1	delta-linolenic acid	2～4
C22：2		15～23

物理特性

酸價	最大值 0.2
過氧化價（meq／k oil）	最大值 2.0
溫度 40℃時的折射率	1.4645～1.4655
顏色測定（Lovibond 5.25" cell）	3.0 紅最大，50 黃
碘價	90～102
特定比重 25℃	0.910～0.920
熱量	900 卡／100 毫升（3700KJ）

治療特性

白芒花籽油是一種豐富的潤膚劑。

橄欖油 Olive oil

拉丁學名：*Olea europaea*

科名：木樨科（Oleaceae）

詞源

也以佛羅倫斯油（Florence oil）或盧卡油（Lucca oil）油聞名（佛羅倫斯和盧卡是兩個托斯卡尼的橄欖油交易重鎮）。橄欖樹可追溯到幾千年前，古埃及稱之為 bak，羅馬則稱之為 olea，自 *oleum* 衍生而來，意思是「油」。

> 耶和華曉諭摩西說：你要取上品的香料，也就是流質的沒藥（編註：用作香料或藥品的一種樹脂）五百舍客勒（編註：古希伯來、巴比倫等的重量單位，約合半盎司），香肉桂一半，亦即二百五十舍客勒，菖蒲二百五十舍客勒，桂皮五百舍客勒，都按著聖所的秤，又取橄欖油一欣（約四公升）。按作香之法，調和作成聖膏油。
>
> 《聖經》〈出埃及記 30〉（*Exodus 30:22 25 (1491 BC), The Holy Bible, NIV*）

植物及其環境

銀綠色的橄欖枝一向是和平的象徵，例如和平鴿使者帶回給諾亞的橄欖葉；希臘人頭戴橄欖葉冠；猶太人在猶太教堂舉行節日時使用的橄欖枝；聯合國的會旗上的標誌等。

橄欖樹並不大，可生長到大約 8 公尺，約 25 英呎高，但它的樹齡可能很長，長達數百年，橄欖樹原產於地中海區域，但已成功轉植於其他地方了。

常綠橄欖樹的種植紀錄最早始於西元前 5000 年，並且這種油一向被視為一種重要的產品。橄欖的主要栽種中心在義大利、南法、西班牙、葡萄牙、希臘、土耳其、以色列、摩洛哥和突尼西亞，近年來還有加州、墨西哥和澳洲。

新種的橄欖樹要在 15 年後才會開始產出果實，且實實在在地持續數百年。和一般認知相反，黑色和綠色兩種橄欖其實都來自相同的樹，隨著核果的成熟，原有綠色的果實會逐漸轉變成黑色。

植物油特性

因為保留了微量的葉綠素（綠色植物呈現綠色的原因），橄欖油是淡綠色的和鱷梨油一樣，橄欖油在溫度冷時容易產生凝結，因此它通常在所生長的溫暖國家過濾。

有些橄欖油有種不尋常的味道和顏色，這些經常是以化學物質萃取自純橄欖油的產品，但是其品質較為低劣。這種油顯然不該用於治療。

萃取方法

像鱷梨油一樣，橄欖油取自橄欖的果肉，而不是萃取自果核或者果仁。經過挑選的橄欖會在太陽下曬，直到它們開始發酵，接著他們被小心壓碎（以避免破壞果核，然後加以去除），之後壓榨果肉。壓榨出的油經離心取出，再經過濾

以增加它的透明度。這第一部分的油稱之為「初榨油」，在這個榨取的過程中最初榨出的油稱之為「特級初榨油」或「第一次壓榨油」。橄欖果肉可生產出大約 18～20 %的油，而且它相當昂貴。

　　初榨後再加水與果肉混合，壓出第二榨較次級的油。殘渣可以累積在地窖，透過煮沸或以二硫化碳溶解（**事後再將溶劑還原**）來取得更多油。這種油只適合用來製作低品質肥皂等較不講究的產品。

組成成分

類型	根據	含量
飽和脂肪酸		
典型飽和脂肪酸單位含量		10
單一不飽和脂肪酸		
C18 ：1	oleic acid 油酸	55～83
典型單一不飽和脂肪酸單位含量		74
多元不飽和脂肪酸		
C18 ：2	linoleic acid 亞麻油酸	11
C18 ：3	alpha-linolenic acid α－次亞麻油酸	0.7
典型多元不飽和脂肪酸單位含量		16

物理特性

氣味	典型淡淡的果味
酸價：特級初榨（第一次壓榨油）	＜ 1
初榨	＜ 2
特定比重	0.916～0.919
熱量	892　卡／100 毫升

芳香療法植物油寶典
Carrier Oils For Aromatherapy & Massage

民俗療法和植物的傳統用法

橄欖葉子具有防腐、解熱、降血糖、利尿和降血壓的特性。傳統上若將此油加上 5 毫升的檸檬汁劑量，可用來治療膽結石（Chevallier 1996）。

新鮮的黃色橄欖對胃部比較好，卻會傷害肚子。因為熟透的黑橄欖已經差不多要腐爛了，所以對胃部會有不良的影響。處理受到感染、而且混有膿水的牙齦時，可以使用野橄欖油來清洗，效果不錯。它可以讓已經鬆動的牙齒穩固。你還可以將橄欖油倒在毛料或是一塊細緻的布上，用它熱敷於水腫的牙齦上，一直到牙齦變白。

威廉‧透納《新草藥》第二部，*1562，p.67*
（*William Turner 1562 A new herbal. Part II p.67*）

內服療效

根據芬蘭人的調查，以及南義大利針對「飲食對心臟循環疾病和死亡的影響」研究中，顯示橄欖油比其他市售多元不飽和油更能降低血壓。芬蘭的研究顯示，高動物脂肪的飲食習慣，造成芬蘭人的血液含有高膽固醇。南義大利人的飲食習慣較少食用肉類，即使大量攝取橄欖油也會造成體重過重的問題，但因此罹患心臟疾病的比率卻非常低。橄欖油可降低體內的低密度膽固醇（Bartram 1996），但以食用橄欖油的方式來降低高密度固醇，可能比實行低脂肪飲食降得更多。

　　橄欖油對於肝功能失調和胃酸過多症有所幫助，它可以降低大量的胃酸分泌且可以當作溫和的通便劑。它也已經被當成健康食品油，因為它可以增加膽汁分泌並且是促進腸道肌肉收縮的瀉藥。它也被當作糖尿病患者飲食的一部分，也被巴黎聖路易士醫院用來作為預防骨質疏鬆的藥劑。

外用療效

　　橄欖油具有穩定、緩和和潤膚的特性。

◎曬傷。

◎扭傷。

◎瘀青。

◎昆蟲叮咬。

◎舒緩皮膚搔癢。

◎輕微止血。

◎防腐。

◎用來按摩膿漏的齒齦。

　　法國藥典中指出，未精煉過的油可作為非口服的溶劑。

　　雖然橄欖油有點油膩厚重但可以用來按摩；此外它特殊的氣味並非每個芳療客人以及芳療師都可以接受，因為它可能會壓過精油的氣味。以和鱷梨油以及小麥胚芽油相同的使用方式──在基礎油中加入 20 ％的橄欖油，可能是最好的使用方式。

化妝品方面的運用

　　橄欖油可用來製作：洗髮水、肥皂、蜜粉、染髮劑、潤

膚劑、美髮油、抗皺油和睫毛油。它對乾燥的皮膚也很有幫助；若將它混合蜂蜜、檸檬汁和蛋黃可調出抗皺面膜。若以檸檬取代蜂蜜，則可做出適於油性皮膚的面膜（Siter 1990）。將橄欖油、鱷梨油和芝麻油以等比例混合，即可調出保護皮膚避免受到陽光傷害的防曬產品。

烹飪上的使用

橄欖油的第一個特色就是營養豐富且易於消化，它經常用於沙拉或低溫烹飪，儘管在 200℃ 以下橄欖油並不會產生油煙，但是當溫度在 140℃ 左右時，它的風味就會改變。

選擇橄欖油可能令人困擾，特級初榨油是指取自第一道壓榨的橄欖油，其酸度小於 1 ％且風味強烈。初榨油取自第一次壓榨過程中的中段油，其酸度小於 2 ％風味佳。甚至，還有一種取自第一次壓榨過程中最末段的油，酸度小於 3.5 ％。

注意事項

這種油一度被以較便宜的棉花籽油攙假，並引起過敏反應。如果橄欖油塗抹在乾燥的頭皮上，將使頭皮屑更加嚴重，且橄欖油還可能引起過敏反應（Malmkvist Padoan 1990）。局部使用橄欖油也可能會引起過敏（Sutton 1943, van Joost et al 1981）。若此油進入眼睛，會造成刺痛（Winter 1984）。

Bartram T 1996 Encyclopedia of herbal medicine. Grace, Christchurch p. 318

Chevallier A 1996 The encyclopaedia of medicinal plants. Dorling Kindersley, London p. 239

Malmkvist Padoan S, Petterson A, Svensson A 1990 Olive oil as a cause of contact allergy in patients with venous eczema, and occupationally. Contact Dermatitis 23: 73–76

Stier B 1990 Secrets des huiles de première pression à froid. Self published, Quebec p. 78

Sutton R L 1943 Contact dermatitis from olive oil. Journal American Medical Association 122: 34–35

van Joost T, Sillevis Smitt J H, van Ketel W G 1981 Sensitization to olive oil (*Olea europaea*). Contact Dermatitis 7: 309–310

Winter R 1984 A consumer's dictionary of cosmetic ingredients. Crown, New York p. 187

棕櫚核仁油 Palm kernel oil

拉丁學名：*Elaeis guineensis*

科名：棕櫚科（Palmaceae）

詞源

Guineensis 這個字源自幾內亞（Guinea）的拉丁文形式，位處於熱帶西非。

植物及其環境

一種高大結實高 15～30 公尺，約 50～100 英呎的棕櫚科植物，原產於西非，野生長於奈及利亞，目前也生長於其他靠近赤道的地區，赤道線南北 10 度之間，如：東印度群島和巴西。

野生棕櫚樹大約要 15 年才會產出略小的果實，和人工種植的棕櫚約 4 年便可產出果實是不同的，因此在棕櫚樹的前 12 年攀爬採果是不必要的。果實長於葉頂一束大約 15 到 18 公斤，含有 700 到 900 個果實。淡黃色與紅色的表皮包裹著柔軟的果肉和果核，果核即棕櫚油的來源；主要用於製作肥皂，然而現今人工種植區的研磨廠也生產可食用的棕櫚油。

植物油特性

棕櫚核仁油取自壓碎堅果中的果核，通常這些果核經外銷到歐洲後，再進行萃取過程。最早始於 1850 年，棕櫚核仁油主要被當成食用油，但是也用來製作肥皂。從果核產出的

油與從果肉層萃取出的油大大不同。成熟的果實也可榨出棕櫚油：兩種油在氣溫中都呈現固態（Bruneton 1995），棕櫚油占全世界約 20 %的油品產量。

組成成分──棕櫚核仁油

脂肪酸	含量（%）
C 8：0	2.4～6.2
C10：0	2.6～5
C12：0	41～55
C14：0	14～18
C16：0	6.5～10
C18：1	12～19

組成成分──棕櫚油

脂肪酸	含量（%）
C14：0	0.5～2
C16：0	41～47
C18：0	5.5～6
C18：1	36～44
C18：2	6.5～12

治療的特性和使用

　　棕櫚核仁油在其成分、特性和用法上都類似椰子油。棕櫚油可以和毒扁豆種子合用（豆科 Fabaceae）來殺死虱子（Duke 1985）。

參考資料

Bruneton J 1995 Pharmacognosy, phytochemistry, medicinal plants. Intercept, Andover p. 365

西番蓮花油 Passion flower oil

拉丁學名：*Passiflora incarnata L.*

科名：西番蓮科（Passifloraceae）

詞源

又稱 apricot vine，granadilla，maypop，Passiflora 或 passion vine，Passion 意指基督受難記，之所以這麼稱呼這種花是因為這種花的柱頭、雄蕊和萼片，像極了基督受難時的刑具，因而以之代表基督受難的精神。

植物及其環境

西番蓮花原產於巴西、澳大拉西亞（泛指澳洲、紐西蘭及附近南太平洋諸島）、墨西哥和部分非洲地區。它是多年生爬藤類植物，有著互生的葉子和木質的樹幹，長度可以高達 10 公尺，約 33 英呎，花朵有白色和紫色會結出可食用的果實。

植物油特性

西番蓮花穩定油是從種子壓榨所得，它的種子殼和果仁能夠釋出生油，之後再加以過濾去除沈澱物和雜質，這種油含 C16:0 9 %、C18:1 13 %、C18:2 76 %，可用於食品和化妝品工業。在芳香療法特別重要的是它的浸泡油。

萃取方法——浸泡法

西番蓮花除了含有其他物質以外，也含有0.1％的精油，這種精油被當作吸入性鎮靜劑（Buchbauer et al 1992）。為了使用於芳香治療，西番蓮花會被浸泡在有機向日葵油裡。

民俗療法和植物的傳統用法

南美的阿茲提克族和印加人對這種植物非常重視，因為它具有緩和疼痛的效果和舒緩的能力，它被當作是一種神經痛和刺激性失調的藥方。

雖然西番蓮花的鎮靜成分還未被完全確定，但傳統上認為西番蓮花具有鎮靜、止痙攣和安定的特性（Bianchini & Corbetta 1985），部分已經動物實驗證實。目前雖然還缺乏臨床實驗，但是觀察研究認為這種植物作為神經系統鎮定劑是有用的。西番蓮花的粉末、浸泡油和萃取物傳統上用來治療成年心臟病患、月經失調以及小兒、成人的焦躁和失眠。它常與山楂和纈草等具鎮定效果的植物合用（Bruneton 1995）。草藥所含的精華似乎對於消炎有效（Earle 1991）。西番蓮花萃取物已成功地用來治療燒燙傷。

內服療效

西番蓮花具有鎮靜、催眠和抗痙攣的特性（Newall 1996），其萃取物還被用來對抗失眠、焦慮和心跳過速（Bartram 1996）。

外用療效

◎在按摩過程中，據說對失眠有幫助。

◎幫助鬆弛。

烹調用法

西番蓮花可食用的果實清涼提神，並且有時會以飲料的形式被商業販售。

參考資料

Bartram T 1996 Encyclopedia of herbal medicine. Grace, Christchurch p. 330

Bianchini F, Corbetta F 1985 The complete book of health plants. Crescent Books, New York p. 106

Bruneton J 1995 Pharmacognosy, phytochemistry, medicinal plants. Intercept, Andover p. 285

Buchbauer G, Jirovetz L, Jüger W 1992 Passiflora and lime blossoms: motility effects after inhalation of the essential oil and of some of the main constituents in animal experiment. Archiva Pharmaceutica (Weinheim) 325:247–248

Earle L 1991 Vital Oils. Ebury, London p. 105

Newall C A, Anderson L A, Phillipson J D 1996 Herbal medicines. Pharmaceutical Press, London p. 206

桃仁油 Peach kernel oil

拉丁學名：*Prunus persica*
Stokes
（＝*Amygdalus*
persica L.,
Persica vulgaris
Nutt.）

科名：薔薇科（Rosaceae）

詞源

Prunus 在拉丁文中是李樹的
意思，而 *persica* 的意思是「從波斯來的」。

植物及其環境

桃樹是落葉性的小樹，最高只長到約 8 公尺，約 25 英呎，起源於中國。西元一世紀時由亞歷山大自波斯帶回，為羅馬人所用，他們認為它是波斯蘋果。桃子是由羅馬人帶到歐洲，雖然到 17 世紀才被引進美國，加州和德州已是目前世界上主要的產地。在鹼性土和大量陽光的環境下，桃樹可以生長好幾個世紀。

植物油特性

桃仁油不論在化學成分和物理特性上都類似杏桃仁油與甜杏仁油，但是它比甜杏仁油更昂貴，這也許是因為它不像

甜杏仁油般被大量生產，並且又是以冷壓的方式所得來。杏仁油是從桃子（P. persica）和杏桃（P. armeniac）的種子榨取而來，這種油被大量用來製造洗廁劑，以及代替甜杏仁油（Wren 1975）。

萃取方法

品質最佳的桃仁油是由冷壓果仁得來的。

組成成分

類型	根據	含量（％）
飽和脂肪酸		
C14 ： 0	myristic acid 肉豆蔻酸	微量
C16 ： 0	palmitic acid 棕櫚油酸	5
C18 ： 0	stearic acid 硬脂酸	1
C20 ： 0	arachidic acid 花生酸	＜ 0.5
C22 ： 0	behenic acid 山崳酸	微量
C24 ： 0	lignoceric acid 木焦油酸	微量
典型飽和脂肪酸單位含量		6
單一不飽和脂肪酸		
C16 ： 1	palmitoleic acid 棕櫚烯酸	0.7
C18 ： 1	oleic acid 油酸	62
C20 ： 1	eicosenoic acid 二十碳烯酸	＜ 0.5
典型單一不飽和脂肪酸單位含量		61
多元不飽和脂肪酸單位		
C18 ： 2	linoleic acid 亞麻油酸	29
C18 ： 3	alpha-linolenic acid α－次亞麻油酸	＜ 0.8
典型多元不飽和脂肪酸單位含量		28

物理特性

氣味	基本上無味
酸價	1.1
比重	0.913

民俗療法和植物的傳統用法

　　桃樹的樹皮、樹葉和萃取油因其鎮靜、利尿和祛痰的特性，已被用於治療咳嗽、百日咳、慢性支氣管炎以及胃壁發炎和出血（Wren 1975）。高培波（Gulpeper）建議將桃仁乳液或乳霜塗抹在病人的額頭上，可幫助他們休息和睡眠。他這樣寫道：

　　　　……這種油取自其核仁，可用來塗抹於前額或類似的地方。

　　　　　　　　　　　　　　　　　　——高培波（*Gulpeper*）

內服療效

　　像甜杏仁油和杏桃仁油一樣，桃仁油也可用來當作輕瀉劑，且可有效地降低血中膽固醇含量。

外用療效

　　◎保護皮膚（軟化、滋養，它能被緩慢地吸收）。

　　◎止癢。

　　◎濕疹。

化妝品方面的運用

桃仁油適於敏感、乾燥並且老化肌膚,是一種很棒的臉部按摩油。它經常被用於皮膚護理及乳液中。

注意事項

對皮膚無刺激、過敏反應,在化妝品使用上是安全的。

參考資料

Culpeper's complete herbal. Undated. Foulsham, London pp 262–263
Wren R W (ed.) 1975 Potter's new cyclopaedia of botanical drugs and preparations. Health Science Press, Bradford nr. Holsworthy pp 230–231

花生油 Peanut oil

拉丁學名：*Arachis hypogaea*

科名：豆科（Leguminosae , Fabaceae）

詞源

又稱 monkey nut，groundnut，groundpea，katchung 和 arachis 油。*Hypo* 在希臘文中，代表「底下」的意思，而 *ge* 意為「地球」，描述花生長在地下的特性。美國人稱花生為 peanut 因為其豌豆（pea）狀的花形。Groundnut 這個字則是因為它生長在地底下。

植物及其環境

直到 1814 年花生才被壓榨成油，雖然這種植物已經被栽種了數百年。它原產於南美和西印度群島，主要產於巴西，但是現在已被廣泛地栽種在熱帶和亞熱帶地區，特別是美國、非洲、印度和中國。16 世紀初買賣奴隸的商人在南方大西洋航行時，用花生作為囚犯的食物，並把花生引進西非。1519年麥哲倫（Magellan）將花生從祕魯帶到摩洛加群島和菲律賓，之後它們再從此處傳到日本、印度支那和南亞洲。

花生植物是一年生的豆科植物，非堅果，可長到 25～59 公分高，約 1～2 英呎。其豆莢是從小而不明顯的黃色花朵結出，距離地面約 1～2 英吋，而後黃色花朵會凋落，然後花生莖會彎曲並深入土壤，接著神奇的事發生了——花生幼小的豆莢開始迅速地在土壤中成長，可能含有多達 4 顆種子，直

到它在土壤裡的種子成熟後才被挖出，此過程要大概要花費 3～4 個月。每株花生可生產 40 個甚至更多的豆莢，此外還有扦插種植和散播種植存在。需注意的是此為地下的堅果，與樹上的堅果不同。

植物油特性

花生油是壓榨花生仁而來的油，是用來取代杏仁油的便宜替代品。它有一種特別的氣味，若用於按摩可能有點太油。這種油來自落花生的核仁（arachis nut），有多種稱呼：earth nut，peanut，pig nut 和 monkey nut。

萃取方法

此油是從其豆仁壓榨出來的，其殘渣是富有蛋白質的餅塊，是一種營養的動物飼料。而 42 ％去除莢殼後的堅果可壓榨出食用油。

組成成分

類型	根據	含量（％）
飽和脂肪酸		
C 18：0	stearic acid 硬脂酸	1.3～6.5
C 20：0	arachidic acid 花生酸	1～3
C 22：0	behenic acid 山嵛酸	1～5
C 24：0	lignoceric acid 木焦油酸	0.5～3
典型飽和脂肪酸含量		17
單一不飽和脂肪酸		
C 18：1	oleic acid 油酸	35～72
C 20：1	eicosenoic acid 二十碳烯酸	0.5～2.1

類型	根據	含量（%）
典型單一不飽和脂肪酸含量		63
多元不飽和脂肪酸		
C 18：2	linoleic acid 亞麻油酸	13～43
C 18：3	linolenic acid 次亞麻油酸	＜ 0.6
典型多元不飽和脂肪酸含量		20

（Bruneton 1995）

物理特性

熱量　　　　　　　898　卡／100 毫升

維生素和礦物質含量

　　花生油經常是經過高度精煉的油，因此任何維生素（如含有 0.2 %的維生素 E）和礦物質多已流失。

外用療效

　　◎據說對關節炎和風濕病有幫助。

　　◎有類似於橄欖油的特性（Trease & Evans 1983）。

化妝品方面的運用

　　用來製造肥皂、洗髮精、晚霜、潤膚乳、潤髮乳和防曬油。因為它穩定、便宜以及容易塗抹的特性，藥劑師喜歡用它來製作藥膏。因其不會被快速吸收的特性，它可製作成舒緩乳膏；也可用來作為某些物質的媒介物──一種油性輔助藥，例如疫苗（Bruneton 1995）。

烹調用法

它是種營養油，適於烹飪並且可以用來作為其他油類的便宜代用品，如：橄欖油。因它的發煙點高，故可用來輕微油煎。

注意事項

對花生過敏的人數在過去二十年來，一直成穩定地增加。1993 年英國就有 6 起因對花生過敏而致死的案例（Ho-urihane, Dean & Warner 1996, Ewan 1996），幼兒攝取花生油也可能會引起過敏，因此若是以花生油為嬰兒進行按摩時要特別注意；此外哺乳中的母親，使用身體乳液和外用藥水時都要特別注意。在所有堅果過敏症中，對花生過敏是最普遍的，其次是巴西烏菱（Brazils）、杏仁和榛果，任何這樣的過敏反應，在芳療按摩的諮詢過程中，最好能夠公開告訴芳療師。花生油可能含有某種因真菌所產生的致癌物質，這種真菌會在潮濕的花生中孳長（Erasmus 1986）。

參考資料

Ewan P W 1996 British Medical Journal. Clinical study of peanut and nut allergy in 62 consecutive patients: new features and associations. 312(7038):1074–1078

Bruneton J 1995 Pharmacognosy, phytochemistry, medicinal plants. Intercept, Andover p. 125

Erasmus U 1986 Fats and oils. Alive, Vancouver p. 234

Hourihane J O, Dean T P, Warner J O 1996 Peanut allergy in relation to heredity, maternal diet and other atopic diseases: result of a questionnaire survey, skin prick testing and food challenges. British Medical Journal 313(7064):1046

Trease G E, Evans W C 1983 Pharmacognosy. Baillière Tindall, London p. 329

開心果油 Pistachio oil

> 拉丁學名：*Pistacia vera, Pistacia chinensis*
> 科名：漆樹科（Anacardiaceae）

詞源

源自希臘文單字pistake，意思是「堅果」（拉丁文*pista-cium*）；*vera* 意思是「真實」。*Chinensis* 這個字是拉丁化的字，意指來自中國。

植物及其環境

開心果樹（阿月渾子樹）是來自南歐和小亞細亞。其堅果含有可食用的綠色果仁，目前在法國和美國都有種植。

植物油特性

主要使用於食品工業。

組成成分

脂肪酸	含量（%）
飽和脂肪酸	12～14
單一不飽和脂肪酸	49～52
多元不飽和脂肪酸	36～37

物理特性

熱量	895　卡／100 毫升

烹調用法

可用來製作沙拉醬、美奶滋,醋油沾醬以及烤肉塗料,也可用於烤箱中的食物。

南瓜籽油　Pumpkin seed oil

　　拉丁學名：*Cucurbita maxima, C. pepo*

　　科名：葫蘆科（Cucurbitaceae）

詞源

　　Cucurbita 是葫蘆的拉丁文；maxima 意思是「最大的」；*pepo* 是拉丁文「大南瓜」或「大葫蘆」的意思。

植物及其環境

　　南瓜長在較溫暖的氣候，是一種古老的蔬果。據說它已經在美洲連續生長了大約 9,000 到 10,000 年。南瓜在 17 世紀被引入英國，在英國的堆肥上長得很好，它巨大的瓜實，經常引發人們豐富的想像力，甚至將它和童話故事結合。南瓜餡餅在美國很受歡迎。將南瓜果肉挖空後的空殼，雕出眼睛和嘴巴，再置入蠟燭的景象，在萬聖節時處處可見。

萃取方法

　　南瓜籽可榨出一種深色帶甜味的油。

組成成分

類型	根據	含量（％）
飽和脂肪酸		
C16：0	palmitic acid 棕櫚油酸	8

類型	根據	含量（%）
C18：0	stearic acid 硬脂酸	5
典型飽和脂肪酸含量		15
單一不飽和脂肪酸含量		
C18：1	oleic acid 油酸	31
典型單一不飽和脂肪酸含量		40
多元不飽和脂肪酸		
C18：2	linoleic acid 亞麻油酸	48
C18：3	alpha-linolenic acid α－次亞麻油酸	15
典型多元不飽和脂肪酸含量		45

礦物質含量

南瓜籽富含鋅。

民俗療法和植物的傳統用法

南瓜籽含有約 30％的蛋白質以及大量的鋅，對攝護腺健康的維護很有效果。某些吉普賽男人會吃南瓜籽保持他們的男子氣概。南瓜籽也用來治療旅行暈眩，與亞歷山大決明（*Senna alexandrina*）合用還可以用來治療絛蟲和蛔蟲（Bown 1995）。巴特朗（Bartram 1995）聲稱將南瓜籽磨碎與蜂蜜混合可作為驅蟲劑，因為它有抑制細胞分裂的效果可以用來預防攝護腺肥大。

內服療效

作為一種冬天食物，南瓜籽油以有益於肺臟和黏膜聞名。對於泌尿系統障礙的患者，它也具有輕微利尿的效果，此外也可作為陣痛緩和劑和一般的驅蟲藥（Duke 1985）以及

治療消化道（Stier 1990）。南瓜籽油是潤膚劑、鎮定劑、緩瀉劑，也可用於脫礦質作用。只需要服用少量的油，成年人約 1 甜點匙的量。以營養觀點而言，這種油是排行前五名的好油（Stier 1990）。

參考資料

Bartram T 1995 Encyclopedia of herbal medicine. Grace, Christchurch p. 361
Bown D 1995 Encyclopedia of herbs and their uses. BCA, London p. 269
Duke J A 1985 Handbook of medicinal herbs. CRC Press, Boca Raton p. 195
Stier B 1990 Secrets des huiles de première pression à froid. Self published, Quebec p. 63

油菜籽油　Rapeseed oil

拉丁學名：*Brassica napus, Brassica campestris.*

科名：十字花科（Cruciferae）

詞源

napus 源自拉丁文以及希臘文，指「蘿蔔」。*Brassica* 是甘藍菜的拉丁文，而 *campestris* 則是田地的意思。

植物及其環境

這種植物有著強烈的亮黃色花朵，為英國的初夏時的鄉間，令人眼睛為之一亮的景色。它的高度可以長到約 1.5 公尺，即 5 英呎，中國也有很大的產量。

萃取方法

含有約 35～40 ％的油，種子萃取後所剩下的渣可作為牲畜飼料。

組成成分

這種油含有高達 90 ％的單一和多元不飽和脂肪酸。

脂肪酸	含量
飽和脂肪酸	8
單一不飽和脂肪酸	55
多元不飽和脂肪酸	37

物理特性

熱量	897 卡／100 毫升
油菜籽油的保存期限不佳	

治療的特性

市面上只提供高度精煉的油菜籽油，因此並無重要的治療屬性。

化妝品方面的運用

油菜籽油對於美容或芳香治療的目的上，並無特別長處。

烹調用法

油菜籽油使用於食品工業買賣上，並且也用於家庭中。若使用於油炸，油菜籽油不夠穩定，因此最好僅用於沙拉沾醬，但是較不利的是因為它沒有滋味或香味。

注意事項

部分油菜籽油會被用來潤滑農場機器，這種油不可食用。芥花籽油——經特殊處理的油菜種子油——可能含有芥酸，這是一種眾所皆知的有毒物質，它會引起心臟損壞和癌症（1997）。高芥酸油菜籽油含有 50％的芥酸，但目前人類所食用的油菜籽油已經經過基因改變，因此僅含有少量或不含芥酸（Stier 1990）：油菜籽油也被使用於塑膠工業的添加劑、消泡劑和洗滌劑（Bruneton 1995）。

芳香療法植物油寶典
Carrier Oils
For Aromatherapy & Massage

參考資料

Anon 1997 Townsend Letter for Doctors and Patients. May :17
Bruneton J 1995 Pharmacognosy, phytomedicine, medicinal plants. Intercept, Andover p. 132
Stier B 1990 Secrets des huiles de première pression à froid. Self published, Quebec p. 61

米糠油　Rice bran oil

拉丁學名：*Oryza sativa*

科名：禾本科（Poaceae, Graminae）

詞源

Sativa 是植物學用語，有栽種、謹慎種植的意思。

萃取方法

米糠油是精煉油。

組成成分

類型	根據	含量
單一不飽和脂肪酸		
C18：1	oleic acid 油酸	43.6
多元不飽和脂肪酸		
C18：2	linoleic acid 亞麻油酸	36.6
C18：3	linolenic acid 次亞麻油酸	1.8
典型脂肪酸含量		16.3

物理特性

顏色測定	3.0　R max / 30.0 Y max
游離脂肪酸	最大量 0.05 %
碘價	98〜108
過氧化物價	最大量 1.5
皂化價	185〜195
非皂化價	最大量 2.5 %

發煙點	>500°F
25°C時的比重	0.913～0.919
25 °C的折射度	1.470～1.473

　　這種油很難在市面上買到，就烹調而言，它未精煉的狀況有著類似於小麥胚芽油的特質（Emmerson & Ewin 1996）。它也富含生育酚和阿魏酸（一種抗氧化劑）。

參考資料

Emmerson M, Ewin J 1996 A feast of oils. Thorsons, London p. 141

玫瑰籽（果）油 Rose hip oil

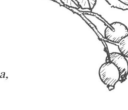

拉丁學名：*Rosa species*

（*Rosa canina L.,*

R. acicularis Lindl.,

R . cinnamomea L.,

R. rugosa, R. villosa,

R. rubignosa）

科名：薔薇科（Rosaceae）

詞源

Rosa canina 又稱為 dog rose 或者 moguette rose。*Canina* 源自拉丁文意思是「狗樣」的意思，之所以如此稱呼，可能是因為其葉子呈鋒利的鋸齒狀，或是過去有人認為，如果有人被患有狂犬病的狗咬傷，這種植物的根可作為治療狂犬病的藥。*Acicularis* 意思是像針一般；*villosa* 意思是毛髮柔軟；*rubiginosa* 意為生鏽；rugosa 則是皺褶；而 *cinnamomea* 表示肉桂棕色。

植物及其環境

這種灌木野生於安第斯山脈一帶，主要可在智利和祕魯山區的貧脊土壤發現，它可生長到高達 2.5 公尺，約 8 英呎，且會長出直徑 3 到 6 公分白色和粉紅色的玫瑰果（ama-rilla）。玫瑰果的顏色來自於胡蘿蔔素（Bruneton 1995），技術上來說它們是膨大的花托——*Fructus cynosbati*（Schauenberg & Paris 1990）；*cyno* 源自希臘文的 *kyon* 意思是狗。

植物油特性

由於在玫瑰籽中含有胡蘿蔔素，因此玫瑰籽油為金色且帶點紅色，且因為它來自野生灌木叢的果實與漿果，因此可以算是一種有機油。

萃取方法

玫瑰果的種子約占果實重量的 70 ％，而這些種子就是油的來源。這種油是以改良過的傳統方法萃取並精煉而來。玫瑰果先在低於 80℃ 的溫度下烘乾，以避免破壞品質。然後破開果實取籽，再將這些種子磨碎，在智利玫瑰籽油是以冷壓的方式取得。

較為粗陋的玫瑰籽油是以溶劑萃取也就是正己烷（hexane），以這種方式萃取的油可以再一次精煉，以延長其在貨架上的保存期限。溶劑萃取的玫瑰籽油有兩種，一種是未精煉油另一種是精煉油，且兩者可能都能耐高達 250℃ 的溫度。

組成成分

類型	根據	含量
飽和脂肪酸		
C12：0	lauric acid 月桂酸	微量
C14：0	myristic acid 肉豆蔻酸	微量
C16：0	palmitic acid 棕櫚油酸	3.6
C18：0	stearic acid 硬脂酸	1.7

類型	根據	含量
C20：0	arachidic acid 花生酸	0.7
C22：0	behenic acid 山榆酸	微量
典型飽和脂肪酸單位含量		6
單一不飽和脂肪酸		
C16：1	palmitoleic acid 棕櫚烯酸	微量
C18：1	oleic acid 油酸	13.4
C20：1	eicosenoic acid 二十碳烯酸	微量
典型單一不飽和脂肪酸單位含量		13
多元不飽和脂肪酸		
C18：2	linoleic acid 亞麻油酸	43.6
C18：3	alpha-linolenic acid α－次亞麻油酸	36.2
典型單元不飽和脂肪酸單位含量		78

物理特性

氣味	有淡淡的蓖麻油味
酸價	0.16
比重	0.927

民俗療法和植物的傳統用法

玫瑰果的維生素C含量是柳橙的 20 倍。在 1930 和 1940 年代左右，孩子會口服玫瑰果糖漿來補充維生素 C。玫瑰果本身具有滋補作用。雖然後來有份研究報告顯示，玫瑰果的浸泡物並沒有利尿效果（Jaretzky 1941），但它的種子卻曾經一度被當成利尿劑來使用。玫瑰果的果實和葉子具有緩瀉效果（Tyier 1993），以及止血效果（Stuart 1987）。傳統上以玫瑰果實製成的藥劑，可用來改善機能性衰弱，並有助於增重（Bruneton 1995）。

內服療效

玫瑰籽油含有少量的反式維甲酸（trans-retinoic）使之具有療效。此油可抗壞血病、抑制出血與利尿。

外用療效

◎與皮膚再生相關的問題。

◎疤痕。

◎傷口。

◎燒燙傷。

◎濕疹。

化妝品方面的運用

玫瑰籽油可用以製作化妝品乳液和化妝水，在智利它被發現具有組織再生的功能，可防止皮膚過早老化，減少皺紋並且有益傷疤組織。

烹調用法

玫瑰果健康茶，可以幫助保持健康的膠原（Bartram 1996）。玫瑰果在中世紀是很受歡迎的蜜餞（Chevallier 1996）。現在它則被製成果凍、糖漿和花草茶（Schauenberg & Paris 1990）。

注意事項

反式維甲酸對身體有益無害且無副作用，除非過量才可能引起不適。

參考資料

Bartram T 1996 Encyclopedia of herbal medicine. Grace, Christchurch p. 376

Bruneton J 1995 Pharmacognosy, phytochemistry, medicinal plants. Intercept, Andover pp 21–23

Chevallier A 1996 Encyclopedia of medicinal plants. Dorling Kindersley, London p. 261

Jaretzky R 1941 Pharm. Zentralh. 82:229 cited in: Bisset N G (ed.) 1994 Herbal drugs and phytopharmaceuticals. Medpharm, Stuttgart pp 424–426

Schauenberg P, Paris F 1990 Guide to medicinal plants. Lutterworth Press, Cambridge p. 67

Stuart M (ed.) 1987 Encyclopedia of herbs and herbalism. Black Cat, London p. 253

Tyler V E 1993 The honest herbal. Pharmaceutical Products Press, New York p. 263

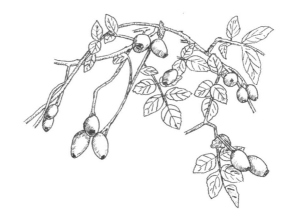

紅花油 Safflower oil

拉丁學名：*Carthamus tinctorius L.*

科名：菊科（Asteraceae, Compositae）

詞源

Tinctorius 是「染料」或「屬於染工」的意思。*Carthamus* 是現代拉丁文，是由阿拉伯語 *qurtum* 和希伯來文 *qarthami* 衍生而來，意思是「染」或者「上顏色」（*讀者文摘 1985*）。又稱 American saffron，false saffron，bastard saffron，dyers' saffron。

植物及其環境

紅花是種較高的一年生植物，花色呈現橘黃色，它的英文名字 safflower，是由 saffron flower 兩字縮寫而來。它和萵苣、向日葵、朝鮮薊、菊苣和雛菊是親戚，且有時會被視為美國番紅花，的確它經常被用來假冒番紅花，因此它有另一個俗名「冒牌番紅花」。這是一種古代植物，向來有很高的評價；3,000 年前的埃及墳墓裡已有紅花種子被發現。花和種子都可用來作為染料。

生產地區包括墨西哥、印度和美國，雖然產量也很大，卻遠低於其他主要的植物油（Bruneton 1995）。

植物油特性

液態不飽和油，顏色呈淡白色或赭黃色，其組成成分類

似向日葵油。

萃取方法

以冷壓種子的方式產出。

組成成分

類型	根據	含量（％）
飽和脂肪酸		
C16：0	palmitic acid 棕櫚油酸	6～7.5
C18：0	stearic acid 硬脂酸	2～2.5
典型飽和脂肪酸單位含量		9
單一不飽和脂肪酸		
C16：1	palmitoleic acid 棕櫚烯酸	0.5
C18：1	oleic acid 油酸	20(高 72～79)
典型單一不飽和脂肪酸單位含量		16
多元不飽和脂肪酸		
C18：2	linoleic acid 亞麻油酸	77(55～81)
C18：3	linolenic acid 次亞麻油酸	微量
典型多元不飽和脂肪酸單位含量		76

物理特性

氣味	無氣味或一種淡淡的味道
熱量	903　卡／100 毫升
碘價	140　150（87　94 高油酸）

俗療法和植物的傳統用法

紅花的自然色素——紅花黃色素和紅花素（或植物紅色
素），常用於染色、製造顏料和化妝品已有很久的歷史；目

前阿爾及利亞以它來製造胭脂和其他化妝品。因為含有某種特殊酵素，其葉子和種子可以使牛奶凝結。此油可作為燈油，而花有緩瀉和促進發汗的作用（Wren 1975）。

內服療效

紅花油對於慢性退化疾病諸如：動脈硬化、關節炎和冠狀動脈栓塞具有預防的效果（Bartram 1996）。它可防止膽固醇硬化並幫助新陳代謝正常化（Stirer 1990），也有通便效果（Reader's Digest1985）。其種子和萃取油有益於糖尿病患者（Bartram 1996）或那些受心絞痛和循環有問題的人。此油對於支氣管氣喘和腎臟病變也有幫助。紅花以其利尿的特性聞名，而紅花茶具有催汗劑的特性（如：促進發汗）。

外用療效

濕疹和粗糙的皮膚（Bartram 1996）

烹調用法

紅花油不耐保久，且在高溫狀態下並不穩定，因此除了用來作為沙拉醬汁，並不適用於大部分的烹調。它也可當作補充食品，因它含有豐富的必需脂肪酸。

注意事項

紅花油並無已知的禁忌。

參考資料

Bartram T 1996 Encyclopedia of herbal medicine. Grace, Christchurch p. 379

Stier B 1990 Secrets des huiles de première pression à froid. Self published, Quebec p. 59

Bruneton J 1995 Pharmacognosy, phytochemistry, medicinal plants. Intercept, Andover p. 134

Reader's Digest 1985 Secrets et vertus des plantes médicinales. Sélection du Reader's Digest, Paris p. 101

Wren R W (ed.) 1975 Potter's new cyclopaedia of botanical drugs and preparations. Health Science Press, Bradford, nr. Holsworthy p. 264

芝麻油 Sesame oil

拉丁學名：*Sesamum indicum DC*

科名：胡麻科（Pedaliaceae）

詞源

源自於阿拉伯文 *simsim*，埃及古語 *semsem* 和埃及文 *sem-semt*。又稱 gingelly oil，gingili oil，teel oil，benne oil 和 thunderbolt oil。芝麻大約在西元前 1,800 年的艾柏斯草紙（Ebers Papyrus）中曾被提及。在印度神話中芝麻與神閻羅（*死亡的審判者*）有關，是死亡的象徵。

植物及其環境

芝麻源自熱帶地區的東印度群島，為一年生直立植物，其花朵像鈴鐺一般，與毛地黃相似。花朵白色帶點紅色、藍色或黃色。

芝麻的種子很難收割因為龍骨狀的豆莢容易粉碎，因此它們需要以手工採集。不過，現在有幾種不同的現代品種可以用機器收成，高度不一從 0.6 到 2.5 公尺，約 2～8 英呎都有。芝麻目前在全世界都有栽種，特別是在中國、印度、非洲和南美洲，南美洲是由葡萄牙人引進。根據記載人類在美索不達米亞栽種芝麻至少已經 4,000 年，印度和中國稍晚也有文獻證明。芝麻是在圖坦卡門（Tutankhamun，西元前 1370～1352 年）墳墓裡找到的植物之一（Chevallier 1996）。

去皮過的種子含臘，大約 3 公釐長，呈現扁平的淚滴狀。

顏色多樣從白色、紅色、棕色到黑色都有；實際商業價值上以白色和黑色較為人所知。白芝麻可產出較好的油。芝麻在成熟後會自然從子房中離開，而這可能是《一千零一夜》故事中阿里巴巴「芝麻開門」的原始靈感。

植物油特性

芝麻油有著類似橄欖油的特性。因為芝麻含有芝麻素，由芝麻素所形成的芝麻酚（sesamol）和芝麻林酚（sesamolinol）組成自然的抗氧化系統，因此芝麻油相當穩定；這些特性可降低相當多的氧化比率（Houghton 1995）。

萃取方法

芝麻含有高達 55 ％的油，且最好等級是以單一冷壓和過濾的方式萃取而來，油色淡黃。另一種次級的芝麻油，是以高壓熱壓法萃取而來，然後經精煉和脫臭才可使用。大多數的芝麻油帶點顏色，有時會被漂白，但是這樣的油較稍偏酸性。

組成成分

類型	根據	含量（％）
飽和脂肪酸		
C14：0	myristic acid 肉豆蔻酸	<0.5
C16：0	palmitic acid 棕櫚油酸	7.0～12.0
C18：0	stearic acid 硬脂酸	3.5～6.0
C20：0	arachidic acid 花生酸	<1.0
C22：0	behenic acid 山嵛酸	<0.5

類型	根據	含量（％）
典型飽和脂肪酸單位含量		16
單一不飽和脂肪酸		
C16：1	palmitoleic acid 棕櫚烯酸	<0.5
C18：1	oleic acid 油酸	40(35～50)
C20：1	eicosenoic acid 二十碳烯酸	<0.5
C22：1	erucic acid 芥酸	<0.1
典型單一不飽和脂肪酸單位含量		40
多元不飽和脂肪酸單位		
C18：2	linoleic acid 亞麻油酸	44(35～50)
C18：3	alpha-linolenic acid α－次亞麻油酸	<1.0
典型多元不飽和脂肪酸單位含量		44

物理特性

氣味	幾乎無味
酸價	最大 0.3
比重	0.915～0.925
熱量	898　卡／100 毫升

維生素

芝麻油富含維生素 A、B、E、鈣、鎂和磷。

民俗療法和植物的傳統用法

芝麻有助於改善便祕，磨碎種子混和水可用來治療痔瘡。印度人將芝麻和水一起煮沸，取其萃取液當作調經藥。芝麻油也可用來作為藥品溶劑。化妝品工業以芝麻萃取物作為抗氧化劑，基本清潔和皮膚再生劑。

芝麻在古埃及時代被磨製成粉，時至今日從東方到地中

海區，人們用它製造出一種叫塔希尼（Tahini）的芝麻，據說它可以延年益壽。古巴比倫婦女會食用一種由芝麻和蜂蜜混合而成的哈爾瓦（Halva）來維持年輕和美麗，羅馬軍人也曾將芝麻混合蜂蜜以維持戰爭中的體力。

內服療效

芝麻油據說可以增加血小板數量並對抗貧血（Bartram 1996），小孩每日食用 20 滴，持續 3 到 4 個禮拜就可以有效增加血小板數量。據說它也可以幫助脾臟機能失調。芝麻油高鈣非酸性的特性對消化道也有助益，它也是一種溫和的瀉藥。

外用療效

◎加入 20 ％於基礎油裡，是絕佳的按摩用油。

◎對風濕症和皮膚狀況有益。

◎在斯堪地那維亞它被用來治療牛皮癬、乾燥的濕疹和靜脈破裂（Thomsen 1986）。

化妝品方面的運用

芝麻油用來作為美髮劑、防曬油、洗髮精、肥皂和潤滑乳液。與橄欖油混合能用來對抗頭皮屑。

烹調用法

這種天然的油沒有特定的味道，適用於調味料、沙拉醬和油炸。烘烤過的芝麻油也可用於沙拉醬和東方料理中以增

加風味。塔希尼和哈爾瓦（參考上文）現在在超市和商店都有供應。

注意事項

芝麻油已有報導指出會引起過敏（Torsney 1964）。

參考資料

Bartram T 1996 Encyclopedia of herbal medicine. Grace, Christchurch p. 389

Bruneton J 1995 Pharmacognosy, phytopharmacy, medicinal plants. Intercept, Andover p. 130–131

Chevallier A 1996 Encyclopedia of medicinal plants. Dorling Kindersley, London p. 268

Houghton C 1995 Essential facts about speciality oil. Cosmetics & Toiletries Manufacturers & Suppliers, Dec 1995/Jan 1996: 21

Stuart M (ed) 1987 Encyclopedia of herbs and herbalism. Black Cat, London p. 263

Thomsen S 1986 Personal communication

Torsney P J 1964 Hypersensitivity to sesame seed. Journal of Allergy 35: 514–519

大豆油 Soya oil

拉丁學名：*Glycine max,*

　　　　　Glycine soja,

　　　　　Glycine hispida

科名：豆科

　　　（Leguminosae）

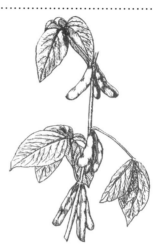

詞源

又稱 soja，soybean 和 soy oil。*Hispida* 一字是源自拉丁文 hispidus，意思是有鬃毛的。*Glydne* 一字是來自希臘文的 *glukus*，意思是「甜的」，因為一些大豆種類的根是甜的。

植物及其環境

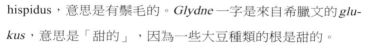

雖然大豆在中國已經生長了大約 5,000 年，可是一直要到 19 世紀末西半球才開始使用大豆；早在 4,500 年前中國藥物學（*materia medica*，本草綱目）就已記載，經過這麼長時間的使用和發展，現在已經有幾百種。1908 年大豆首次進口到英國，現在大豆已經是世界上最重要的油菜籽作物之一。

大豆可以生長到大約 1.2 公尺，約 4 英呎，豆莢有毛每個豆莢含有 3 到 4 粒黃色的豆子。美國目前是最大的外銷商，全世界大豆產量約 1.1 億公頓，美國就占了 60 ％。中國、巴西和日本也都有種植。

萃取方法

　　大豆有比較低的油含量約 17～20 ％，也因此市場上的大豆油都是由溶劑萃取的。

組成成分

類型	根據	含量（％）
飽和脂肪酸		15～18
典型飽和脂肪酸含量		17
單一不飽和脂肪酸		
C18：1	oleic acid 油酸	19～26
典型單一飽和脂肪酸含量		23
多元不飽和脂肪酸		
C18：2	linoleic acid 亞麻油酸	50～55
C18：3	alpha-linolenic acid α－次亞麻油酸	6～9
典型多元飽和脂肪酸含量		60

　　大豆油富含不飽和脂肪酸（25 ％的單一不飽和脂肪酸，即油酸；和 56 ％的多元不飽和脂肪酸）。

物理特性

過氧化物價（meq ／ k 油）	最大 1.0
顏色測定（Lovibond 5.25" cell）	最大 1.5 紅色
碘價（wijs）	125～140
皂化價	180～200
熱量	898　卡／ 100 毫升

維生素內容

雖然不像小麥胚芽油或者向日葵油的維生素 E 含量那麼多，大豆油卻是維生素 E 很好的來源。大豆包含維生素 A 和 B 群，且是少數含有全部 22 種健康氨基酸的食品之一（Bartram1995）。這些種子也含有相當可觀的植物固醇——豆固醇和麥芽固醇，可用於合成類固醇。

內服療效

大豆沒有膽固醇但富有卵磷脂，並且含有較少的飽和脂肪。這種油容易吸收，且可用以對抗動脈硬化和膽固醇增加。精煉的大豆油在醫學上被使用於非腸胃道餵食（Bruneton 1995）。

化妝品方面的運用

大豆油可用來生產肥皂、洗髮精、洗澡油和人造奶油。

烹調用法

大豆的蛋白質含量高，有時被稱為是「無骨的肉」，並且含有維生素 A 和 B 群，對全世界很多人來說是很重要的食品來源。大豆和油對素食者尤其重要，因為他們可以做成麵粉、豆腐、天貝（編註：tempeh，發酵的黃豆製品，白色餅狀是原產於印尼）、味噌和豆漿和乳酪。重口味的醬油含高比例的鹽，是由大豆發酵而來。大豆油不適於油炸，因為他含有大量的多元不飽和脂肪酸，這種油主要是作為食用油。大豆油使用於製造人造奶油。

民俗療法和植物的傳統用法

最初只被用來製作肥皂和燈油。此外還可作為膠合劑、塑膠製品、紙膠水、紡織纖維、動物飼料、油漆、油墨以及肥料。

注意事項

大豆油的缺點是容易氧化並可能引起過敏反應、面皰和頭髮損害。現今很多大豆都已經經過基因改造。

參考資料

Bartram T 1995 Encyclopedia of herbal medicine. Grace, Christchurch p. 398

Bruneton J 1995 Pharmacognosy, phytochemistry, medicinal plants. Intercept, Andover p. 133

聖約翰草油 St. John's wort oil
（浸泡油，又稱金絲桃油）

拉丁學名：*Hypericum perforatum Linnaeus*

科名：金絲桃科
（Hypericaceae, Clusiaceae）

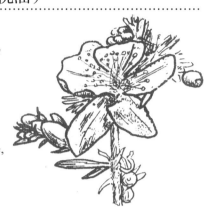

詞源

又稱 hypericum，*Hypericon* 是這種植物的古希臘名，這個字字根的另一個版本是 *erica*，意思是石南屬植物；另一個版本的名字 Hypericum 來自兩個字 *hyper* 和 *eikon*，意思分別是「上面的」和「偶像」，暗指藥草具有驅邪的保護作用；同樣的驅邪邏輯下，聖約翰草過去俗稱 Fuga Demonum（Fernie 1897）。*Perforatum* 來自拉丁文「打孔」之意，這與葉子的外觀有關，若是將葉子拿到燈光源，葉子上半部透明的「孔」就會出現。

hypericum 後來被俗稱作 herba Sanctus Ioannis 或英文為 St John's Wort，wort 一字來自中世紀英文 wyrt，意思是根、藥草或植物。之所以如此稱呼的說法之一是：若將聖約翰草的花苞在手指間揉碎，它會釋放出紅色的金絲桃素（hypercin），這種物質會將手指染成血紅色，而聖約翰草會在 6 月 24 日聖約翰日（St. John's Day）全部盛開，而當初聖約翰正

是被處斬而亡，這與前面所述的血腥景象相似，因此而被命名。

另一種解釋是葉子裡半透明的「小孔」看起來像是傷口，而十字軍聖戰期間，聖約翰軍的騎士們以這種植物來治療他們的傷口。

植物及其環境

聖約翰草有 160 多種其中 9 種為英國種，而 *H. perforatum* 就是較為大家所熟知的普通聖約翰草，它是一種多年生植物，直立時將近 1 公尺約 39 英吋高，原產於英國和法國，藉由路過的跑者很容易散布。從夏天到秋天它整個被花朵包覆，每朵花有 5 片不太對稱的花瓣和很多雄蕊。黃花的邊緣除了其他顏色之外還有小小的黑圓點，這些黑點含有金絲桃素（Bruneton 1995）。將葉子拿到光線下，可以發現上面布滿小孔洞，這些小孔是半透明的油腺。聖約翰草油可直接自植物本身榨取，但因產量不多因此商業上無法這麼作。

植物油特性

金絲桃素是浸泡油呈現深紅色的主因。

萃取方法

在法國南部法國人以製作高品質的聖約翰草油聞名，特級初榨的橄欖油是較受偏好的媒介油，用來浸泡金絲桃的花蕾和花，此浸泡油經過多日充分的陽光照射以及不時攪動後，再將浸泡油過濾出。曬過陽光之後，據說可以增加 4 倍

類黃酮含量（槲皮素，quercetin）（Maisenbacher & Kovar 1992）。史密斯（Smith et al 1996）建議將聖約翰草花在45℃的溫度下浸泡 10 天；然而霍柏（Hobbs 1989）卻認為要在70℃的溫度下浸泡 12～24 小時。

金絲桃含有 0.059～0.35 ％的精油，主要由單萜烯（monoterpenes）和蓓半萜烯（sesquiteroenes）所組成，包括二甲基辛烷（16.4％）以及α－蒎烯（α-pinene 10.6％）（Benigni et al 1971）。

與其他精油類似，聖約翰草油性質可能會因採收的季節而有所變化；類黃酮化合物和原花青素（proanthocyanidins）對治療傷口很有用，當花朵還在蓓蕾中，其類黃酮化合物和原花青素含量是最高的；金絲桃素和偽金絲桃素（pseudo-hypericin）與抗病毒活動息息相關，最佳的採收時間是剛開花時；貫葉金絲桃素（hyperforin）和加貫葉金絲桃素（ad-hyperforin）的含量達到最高時，是在果實或種子的莢囊結出時，此時期所採收的聖約翰草其抗憂鬱效果最佳（Chevallier 1999）。

民俗療法和植物的傳統用法

聖約翰草一度被人們普遍認為能夠抵禦巫術，中世紀時它被懸掛在門口和窗戶上用以避邪。

古時候騎士會把它放在劍傷上以幫助傷口癒合，現在也有證據顯示這種植物具有殺菌能力。據說將新鮮的聖約翰草花泡在茶、藥酒或橄欖油中，是很受歡迎的家用良藥，可以使用於潰瘍、外傷（特別是嚴重的神經組織）、疼痛、割傷

和瘀血等症狀（Leung & Foster 1996）。山謬・葛雷（Samuel Gray 1818）推薦聖約翰草花藥酒對於躁鬱和憂鬱有幫助。它也是種利尿劑、祛痰劑並且可以鎮靜神經系統；金絲桃浸泡油可用於治療風濕症。除可當抗病毒藥之外，霍柏聲稱現代以局部塗抹聖約翰草的治療傷口方式可以回溯到 2,000 年前。

內服療效

聖約翰草油已經用來治療焦慮、沮喪和胃部問題（Krylov & Ibatov 1993），以及一些心神不安的狀態。聖約翰草萃取油在德國已通過認證，並且大量販售以治療沮喪、憂慮和睡眠失調。最近一篇研究報告結論出，聖約翰草萃取物對於憂鬱症病患的療效，要比其他安慰劑或抗憂鬱劑來得好。（Linde et al 1996）。

金絲桃素這種存在於聖約翰草花的紅色色素，近來被研究出以它製成的抗病毒劑，可能對抗愛滋病毒有用（Abrams 1990，Anon 1991）。金絲桃素雖然沒有抗抑鬱的特性，但是在試管實驗時發現金絲桃素會影響被感染的細胞，並防止反轉錄病毒（HIV，*愛滋病毒*）的複製（Chevallier 1999）。德國已允許金絲桃油使用於消化不良（*內服*）、外傷、肌肉痛和一級灼傷的病患（Monograph 1989）。

外用療效

◎對有神經組織損害的傷口有幫助。

◎神經發炎的狀況，它可使用於神經痛、坐骨神經痛和纖維組織炎。

◎燒傷和發炎包括曬傷；金絲桃油可降低皮膚的溫度。

◎據說金絲桃油可用於按摩下背部，以避免尿床。

◎已經被建議使用於痔瘡、痛風、風濕症、疼痛、潰瘍、外傷、蕁麻疹以及疱疹（Blumenthal et al 1997, Bruneton 1995, Shaparenko 1979, Bartram 1996）。

◎金絲桃油與金盞菊油以一比一的比例混合，對於挫傷和瘀傷有效。

金絲桃的液體萃取物可以抑制結核分枝桿菌（Myobacterium tuberculosis）。口服或局部塗抹金絲桃萃取物可以成功治療白斑症的報告已經發表（Newall et al 1996）。花、葉、豆莢和梗據說全部都有抗菌功效。

在法國以金絲桃花朵製成的藥，依規定僅能用於局部治療，如：作為潤膚劑、止癢劑、營養維持劑，對皮膚龜裂、瘀傷、凍傷或蚊蟲叮咬有效，它也可以用來治療曬傷、表皮灼傷、蛀牙以及口腔的各種疼痛（Bruneton 1995）。

化妝品方面的運用

聖約翰草油對於皮膚很有用，因為它可以舒緩、殺菌兼止痛。它已經被推薦於使用於化妝品中，用來緊實肌膚。

烹調用法

聖約翰草的葉子過去曾經一度被使用於沙拉，但是現在並不建議這麼作（請詳見注意事項）。

注意事項

對於明智而審慎地使用聖約翰草浸泡油，目前並無已知的禁忌。不過，過度使用可能會引起皮膚過敏，若再曝曬於陽光下會更加嚴重。

遲發型過敏反應或皮膚炎可以攝取聖約翰草葉所做成的茶來飲用（Benner & Lee 1979）。聖約翰草製成的易揮發油具有刺激性（Capelletti et al 1982）。經由陽光曝曬過的聖約翰草凝露，曾造成二度灼傷（Upton 1997）。聖約翰草油的感光敏感特性，經常會被誤解；其實這只是劑量的問題。如果動物在晴朗的天氣裡，攝取太多聖約翰草油會引起嘴唇腫脹，且會導致牠們無法進食；相反的如果動物被關在黑暗的穀倉裡數天且食用聖約翰草油，並不會引發這些症狀。膚色白皙的人可能有過曬傷的經驗，那種感覺就像服用過多金絲桃素般的反應。

參考資料

Abrams D I 1990 Alternative therapies in HIV infections. AIDS 4: 1179–1187

Anonymous 1991 Treating AIDS with worts. Science 254: 522

Bartram T 1996 Encyclopedia of herbal medicine. Grace, Christchurch p. 239

Benigni R, Capra C, Cattorini P E 1971 Hypericum. Piante Medicinale: Chimica, Farmacologia e Terapia. Inverni & Della Beffa, Milano

Benner M H, Lee H J 1979 Medical Letters 21: 29–30

Blumenthal M, Grünwald J, Hall T, Riggins C W, Rister R S (eds) 1997 German Commission E Monographs: Therapeutic monographs of medicinal plants for human use. American Botanical Council, Austin

Bruneton J 1995 Pharmacognosy, phytochemistry, medicinal plants. Intercept, Andover p. 367–368

Capelletti E M et al 1982 External antirheumatic and antineuralgic herbal remedies in the traditional medicine of north-eastern Italy. Journal of Ethnopharmacology 6: 161–190

Chevallier A 1999 Lecture report: St. John's Wort (Hypericum perforatum). Herbs 24(3):22

Fernie W T 1897 Herbal simples. John Wright & Co., Bristol

Hobbs C 1990 Pharm Hist 32(4):166

Hobbs C 1989 St. John's wort: *Hypericum perforatum* L. A review. Herbalgram 18/19:24–33

Krylov A A, Ibatov A N 1993 The use of an infusion of St. John's wort in the combined treatment of alcoholics with peptic ulcer and chronic gastritis. Vrach–Delo. Feb–Mar (2–3):146–148

Leung A Y, Foster S 1996 Encyclopedia of common natural ingredients. John Wiley & Sons, New York p. 311

Linde K et al 1996 St John's Wort for depression – an overview and meta-analysis of randomised clinical trials. British Medical Journal Aug 3; 313: 253–258

Maisenbacher P, Kovar A K 1992 Analysis and stability of *Hyperici oleum*. Planta Medica 351–354

Monograph 1989 Hyperici herba. Bundesanzeiger no. 228 revised 2 March

Newall C A et al 1996 Herbal medicines. Pharmaceutical Press, London

Shaparenko B A et al 1979 On the use of medicinal plants for treatment of patients with chronic suppurative otitis. Zh Ushn Gorl Bolezn 39: 48–51

Upton R (ed.) 1997 St. John's wort; *Hypericum perforatum* monograph. American Herbal Pharmacopoeia p. 27

向日葵油 Sunflower oil

拉丁學名：*Helianthus annuus L.*

科名：菊科（Asteraceae, Compositae）

詞源

Helios 在希臘文中是太陽的意思，anthos 則是花的意思。*Annuus* 來自拉丁文，它的意思是每年。在法國，向日葵稱為 *tournesol*；在西班牙稱之為tornasol，這兩個字都意味著面向太陽，但是這種說法並沒有根據，且實際上向日葵並沒這種奇怪的習性；雖然向日葵確實都有面向同一方向的特性，例如：在南法，向日葵都會面向早上的太陽，但他們並不會隨著太陽轉。

植物及其環境

向日葵起源於南美洲，阿茲提克人將它視為太陽的象徵而加以崇拜。種子烤過後可以直接食用，或變成正餐。16 世紀末向日葵被帶進歐洲。目前主要的出產國是前蘇聯解體後的諸國、東歐、印度、阿根廷、地中海國家和美國。此外法國南部也有大量栽種。

　　向日葵能長到五公尺高，約 15 英呎，而花頭直徑變化很大，從 7.5 公分，約 3 英吋，到令人印象深刻的 35 公分，約 15 英吋都有。這種驚人的生長尺寸相對於正常狀況，發生的時間較短，它是一年生植物，且需要施予大量的水分。因此，向日葵過去常常被用來將潮濕地的水分吸乾。只要有充足的陽光它幾乎可以在任何土壤中生長，在較乾燥的地區必須每天澆水。

　　在採收向日葵種子之前，可以讓種子留在花頭中，直到花頭成熟變黑，每個花頭平均約可生產 0.25 公斤約 0.5 磅的種子。

　　高油酸型的向日葵也常被種植，其三酸甘油脂中含有至少 80 % 的油酸。因此，這種油比起亞麻仁油酸型的向日葵油更耐高熱。

植物油特性

　　向日葵種子含有大約 30 % 的含油量，雖然目前有些種類可以含油 50 %，它的油清淡且略帶甜味（Bruneton 1995）。有機的向日葵油經常用來作為金盞花浸泡油與其他植物浸泡油的媒介。

萃取方法

　　所有「有機栽種」的向日葵油，都是經冷壓而來；而大量商業化生產銷售的「非有機栽種」油，則是經由溶劑精煉而來。

組成成分

類型	根據	含量（%）
飽和脂肪酸		
C 14：0	myristic acid 肉豆蔻酸	<0.5
C 16：0	palmitic acid 棕櫚油酸	1～10
C 20：0	arachidic acid 花生酸	0～1.5
C 22：0	behenic acid 山榆酸	0～1
C 24：0	lignoceric acid 木焦油酸	<0.5
典型飽和脂肪酸單位含量		12
單一不飽和脂肪酸		
C 16：1	palmitoleic acid 棕櫚烯酸	<1
C 18：1	oleic acid 油酸	14～35（高 78～83 %）
C 20：1	eicosenoic acid 二十碳烯	<0.5
C 22：1	erucic acid 芥酸	<0.3
典型單元不飽和脂肪酸單位含		24
多元不飽和脂肪酸		
C 18：2	linoleic acid 亞麻油酸	64(55～70)
C18：3	alpha-linolenic acid α－次亞麻油酸	<0.3
典型多元不飽和脂肪酸單位含		64

＊溫度愈低的栽種環境其價值愈高

高油酸型向日葵油的組成成分大概如下：

脂肪酸	含量（%）
飽和	10 %
單一不飽和	80 %
多元不飽和	10 %

物理特性

氣味	基本上是無味的
酸價	最大 0.4

比重	0.915～0.920
熱量	900　卡／100 毫升

維生素

向日葵油含有維生素 A、D 和 E（主要的），以及礦物質鈣、鋅、鉀、鐵和磷。

民俗療法和植物的傳統用法

美國當地人用向日葵油來幫助改善風濕病；俄羅斯人則將向日葵的種子和花用來治療胸部疾病、支氣管炎、咳嗽甚至瘧疾。曬乾後的葉子，也被用來當作菸草吸。

它的花瓣可以浸入水中，以產製一種黃色染髮劑；其花梗則可用來造紙。向日葵油易燃，因此也可以當作燈油來燃燒。它也能做成樹脂和肥皂。牽牛花（Ipomoea pandurata）熬煮的藥劑加上向日葵籽，被美國原住民艾洛克歐族（Iroquois Indians）當作一種儀式用的聖餐，使用於春天和秋天的儀式中（Chevallier 1996）。

內服療效

向日葵油有輕微的利尿效果，也能幫助小孩的牙齒健康生長。它能幫助膽固醇新陳代謝（Bartram 1996），並且可以用來對抗動脈硬化（Stier 1990）。向日葵油是祛痰藥，因為它含有菊糖，可用於治療氣喘病（Mabey 1988 p. 14），據說對於多重硬化症也有幫助（Anon 1990, Miller et al 1973, Swank & Dugan 1990）。此外，一種順勢療法的向日葵藥酒，可用

來治療便祕。

高油酸型向日葵油可混合使用於油類飲食中（Bruneton 1995），目前建議以 25 %飽和、50 %單一不飽和 25 %的多元不飽和的比例來混合。

外用療效

◎對皮膚病和瘀傷有益。

◎據說對腿部潰瘍有幫助。

◎向日葵油被用來加入各種藥劑中，以治療皮膚失調、痔瘡、粉刺、脂漏性皮膚炎、鼻炎和竇炎（Reynolds 1993）。

化妝品方面的運用

向日葵油具皮膚軟化和保濕的功效（Mabey 1988 p. 145），可用於按摩。

烹調用法

向日葵油是一種好的烹飪油，可用來油炸以及製作人造奶油、乳酪和沙拉醬。將向日葵籽和水用果汁機攪打，可以做出一種非常可口的素食向日葵奶。烤過的向日葵籽可直接食用，或當成咖啡的代替品。花苞可以像朝鮮薊一樣用來烹煮，並加入奶油一起食用。

因為其發煙點是在 220℃以下，因此也適於低溫烹飪。

注意事項

　　烹飪用的向日葵混合油是高度精煉過的，因此最好不要用於芳香治療和按摩。未精煉的向日葵油最好不要在高溫下使用，因為它會因高溫被分解並產生毒素（Earle 1991）。此外，並無其他禁忌（Winter 1984）。

參考資料

Anonymous 1990 Lipids and multiple sclerosis. Lancet 336: 25–26.
Bartram T 1996 Encyclopedia of herbal medicine. Grace, Christchurch p. 410
Bruneton J 1995 Pharmacognosy, phytochemistry, medicinal plants. Intercept, Andover pp 134–135
Chevallier A 1996 Encyclopedia of medicinal plants. Dorling Kindersley, London p. 47
Earle L 1991 Vital oils. Ebury Press, London p. 62
Mabey R 1988 The complete new herbal. Elm Tree Books, London
Millar J H D et al 1973 Double blind trial of linoleate supplementation of the diet in multiple sclerosis. British Medical Journal 1:765–768
Reynolds J E F (ed.) 1993 Martindale: the extra pharmacopoeia. Pharmaceutical Press, London p. 1417
Stier B 1990 Secrets des huiles de première à froid. Self published, Quebec
Swank R L, Dugan B B 1990 Effect of low saturated fat diet in early and late cases of multiple sclerosis Lancet 336: 37–39
Winter R 1984 A consumer's dictionary of cosmetic ingredients. Crown, New York p. 257

水蒜芥籽油　Sisymbrium oil

拉丁學名：*Sisymbrium irio*

科名：十字花科（Cruciferae）

植物及其環境

這是在亞洲某些地區所發現的一種草本植物。

植物油特性

水蒜芥籽油是一種清澈的黃綠色植物油，味道很特殊。

萃取方法

水蒜芥籽油是從它的種子冷壓而來。

組成成分

類型	根據	含量（%）
飽和脂肪酸		
C16：0	palmitic acid 棕櫚油酸	5.9
C18：0	stearic acid 硬脂酸	1.9
C20：0	arachidic acid 花生酸	1.7
C22：0	behenic acid 山榆酸	9.5
C24：0	lignoceric acid 木焦油酸	0.9
典型的飽和脂肪酸含量		20
單一不飽和脂肪酸		
C16：1	palmitoleic acid 棕櫚烯酸	0.2
C18：1	oleic acid 油酸	12.1
C20：1	eicosenoic acid 二十碳烯酸	9.2

類型	根據	含量（％）
C22 ： 1	erucic acid 芥酸	0.2
典型單一不飽和脂肪酸含量		22
多元不飽和脂肪酸		
C18 ： 2	linoleic acid 亞麻油酸	16.6
C18 ： 3 ω6	alpha-linolenic acid α－次亞麻油酸	0.6
C18 ： 3 ω3	gamma-linolenic acid γ－次亞麻油酸	36.8
C22 其他		0.9
典型多元不飽和脂肪酸含量		55

　　水蒜芥籽油中幾乎可以忽略的微量芥酸(C22 ： 1)是非典型的芥酸，水蒜芥籽油 X 是屬於十字花科。

物理特性

比重	0.913
折射度	1.465〜1.470
皂化價	160〜180
碘價	96〜103

民俗療法和植物的傳統用法

　　早在羅馬時代，水蒜芥籽油已用來作為身體的按摩油。今日印度某些地區還使用水蒜芥籽所調製的藥，來治療皮膚病。值得注意的是在離喀什米爾不遠的兩個地區——海得拉巴和拉合爾，人們會用水蒜芥籽塗抹在臉上約 15〜20 分鐘。它被認為對皮膚的膚質與表面，有很大的改善作用。

化妝品方面的運用

　　很有美容價值的一種油。

瓊崖海棠油 Tamanu oil

拉丁學名：*Calophyllum inophyllum*

科名：金絲桃科（Clusiaceae）

詞源

Calophyllum 源自希臘文，意思是「有美麗的葉子」，此樹又稱 beauty leaf、dilo oil tree 或 Alexandrian laurel。南海地區稱之為 Tamamu（此譯瓊崖海棠），其他名字包括 kamanu（夏威夷）、Tetau（薩摩亞），India poon 和 kamani。在馬達加斯加生長的種類是 faraha（Keville & Green 1995）。

植物及其環境

瓊崖海棠來自熱帶東南亞和波里尼西亞，當地會使用它像核果一樣的果實。目前夏威夷和馬達加斯加也都可以看見它。因為它有著像皮革般帥氣且光滑的葉子，以及芳香的花朵，可以當成觀賞植物種植，瓊崖海棠經常可以在海邊發現，因為它可以對抗鹽分較高的空氣（Britannica CD 1996）。

植物油特性

瓊崖海棠油濃稠且具黏性，其顏色為深灰綠色、深黑色。

萃取方法

　　瓊崖海棠油是將瓊崖海棠的果實和種子以冷壓法取得，以下的各項關於瓊崖海棠油的資料來自 Université d'Antananarivo 大學所做出的研究成果（Randriambola 1984）。

民俗療法和植物的傳統用法

　　瓊崖海棠在南太平洋是一種傳統醫藥，因為它具有止痛、抗發炎和幫助結痂的特性。其果實可以壓榨出一種富含三酸甘油脂的黏膠物，這種黏膠物質已被好幾個國家用來當作燒燙傷的癒合和止痛劑（Bruneton 1995）。早先瓊崖海棠曾用來治療痲瘋病。

組成成分

類型	根據	含量（％）
飽和脂肪酸		
C14：0	myristic acid 肉豆蔻酸	13
C16：0	palmitic acid 棕櫚油酸	8～11
典型飽和脂肪酸單位含量		22
單一不飽和脂肪酸單位		
C18：1	oleic acid 油酸	33
典型的單一不飽和脂肪酸單位含量		33
多元不飽和脂肪酸		
C18：2	linoleic acid 亞麻油酸	40～44
C18：3	linolenic acid 次亞麻油酸	0.3～1.3
典型多元不飽和脂肪酸單位含量		43

外用療效

　　◎能幫助頭髮和頭皮的各種問題。

　　◎濕疹和牛皮癬。

◎顏面神經痛。

◎瓊崖海棠油和羅文莎葉精油（*Ravensara aromatica*）的合成精油，已經成功地被用來治療帶狀疱疹（Pénoël 1981）。

◎對於帶狀疱疹有相當的療效（Cadwallader 1997, Keville & Green 1995）。

◎有促進噬菌的作用（Schnaubelt 1994）。

◎聲稱有抗發炎及可舒緩疼痛的特性（Anon 1997），對坐骨神經痛和風濕症有幫助；並可以當作促進肌膚發紅的發紅劑，亦即可促進皮膚底層血液循環（Quisumbing 1951）。

◎對黏膜並無刺激性，因此可用於肛門，也可以用於陰道炎和乳頭龜裂上。

注意事項

就目前所知，瓊崖海棠油並沒有禁忌。

參考資料

Anon 1997 http://www.manglobe.com./tamanu/info.html
Britannica CD 1996 Calophyllum inophyllum. Encyclopaedia Britannica.
Bruneton J 1995 Pharmacognosy, phytochemistry, medicinal plants. Intercept, Andover p. 300
Cadwallader M 1997 Aromatherapy in Australia. Paper given at Clinical Practitioner's Course,
    Shirley Price International College of Aromatherapy, Melbourne
Franchomme P, PénoëlD 1981 Phytochemistry No 1 Aromatherapy. International Phytomedical Foundation,
    La Courtvte
Keville K, Green M 1995 Aromatherapy: a complete guide to the healing art. Crossing Press, Fredom p. 24
Quisumbing E 1951 Medicinal Plants of the Philippines. Technical Bulletin 16. Manila, Philippine Islands,
    Manila Bureau of Printing.
Randriambola T 1984 Mémoire d'Ingéniorat. Université d'Antananarivo
Schnaubelt K 1994 Aromatherapy and chronic viral infections. In Aroma '93 Conference Proceedings,
    Aromatherapy Publications, Hove p. 37

胡桃油 Walnut oil

拉丁學名：*Juglans regia*

科名：胡桃科
（Juglandaceae）

詞源

胡桃也被稱為王室胡桃（royal walnut）和波斯胡桃（Persian walnut），*Regia* 意謂「王室」，而 *Juglans* 是「似神」的意思，為古希臘天神朱比特，即 Jupiter 或 jovis，也就是宙斯。我們所說的「亞當的蘋果」（編註：即喉結，英文為 Adam's apple），或許是希臘文的錯誤翻譯，原應作「亞當的胡桃」（Adam's Wulnut）。Walnut 這個字的字首「*wal-*」源自盎格魯撒克遜人的「*wealh*」，意思是「外國」，而 *knut* 即 nut，表示堅果。

植物及其環境

在北歐發現的化石胡桃，可以證實胡桃樹是前冰河時期的植物。原生地為喜馬拉雅山、中國、東歐以及三者的中間地帶，目前因為其木料以及可食用的堅果具有經濟價值，普遍栽種於所有的溫帶國家，歐洲所栽種的是最輕的木材。美國是最大的胡桃生產地，但法國也有大規模的胡桃堅果和胡桃油工業。

胡桃為落葉樹有著灰灰的棕色樹皮，其高度能長到 30 公

尺高，約 97 英呎，雖然大部分的胡桃樹為了堅果採收方便，都被修剪成方便工作的高度。胡桃綠色且多果肉的果實（核果）長得像地球一般，會單獨結果或者成群地結出兩到三個堅果。新生胡桃的樹葉和樹幹中有一種主要成分——胡桃醌（Juglone），具有抗菌和抗黴的效果。有趣的是胡桃葉含有少量的精油（Bruneton 1995）。

植物油特性

胡桃油為深金褐色，取自其果仁；貯油的容器最好儲存在陰涼處並遠離光源，如此胡桃油最多可以儲存 12 個月。胡桃的精煉油比冷壓油顏色淺且香味較淡，但比起有機的胡桃油可保存較久。

萃取方法

小規模生產胡桃油時，首先以一把木槌將胡桃打裂去殼，然後將果仁磨碎產出大約 50 ％的油。生產烹調用油時，其果仁會先烘烤以增加其風味。

組成成分

類型	根據	含量（％）
飽和脂肪酸含量		
C16：0	palmitic acid 棕櫚油酸	7～8
C18：0	stearic acid 硬脂酸	2～3
典型飽和脂肪酸單位含量		10
單一不飽和脂肪酸含量		
C16：1	palmitoleic acid 棕櫚烯酸	0～0.2

類型	根據	含量（％）
C18：1	oleic acid 油酸	18（16～36）
典型單一不飽和脂肪酸單位含量		18
多元不飽和脂肪酸		
C18：2	linoleic acid 亞麻油酸	60（40～70）
C18：3	linolenic acid 次亞麻油酸	11～14
典型多元不飽和脂肪酸單位含量		73

物理特性

氣味	典型的胡桃味
酸價	最大 0.25
比重	0.919～0.925
熱量	903 卡／100 毫升
礦物質	鈣、硫、磷、氯、鈉、鉀、鎂、鐵、金、銅、錳、鋅

民俗療法和植物的傳統用法

胡桃多肉果實的外部以及葉子用來染髮已經數千年了。泰奧弗拉斯托斯（編註：Theophrastus，古希臘逍遙學派哲學家，西元前 371～287 年）和普利尼（編註：羅馬學者，Pliny，西元 23～79 年）都曾描述這種油的運用；一種天然的棕色染料也能從胡桃的殼萃取出來；胡桃樹的葉子有止血的特性，且可用來改善皮膚問題和消化疾病。將葉子煎煮成藥可以驅逐螞蟻（Maybe 1988）；一種順勢治療的皮膚療法也是來自胡桃葉。胡桃葉是有名的家用藥，可以用來治療慢性濕疹、淋巴結結核和發炎；若與野生的三色堇混合使用，對小孩子的皮膚問題也有助益（Weiss 1988）。

胡桃油已用於治療腎結石，以及孕婦使用它來增加乳汁

分泌,且有人據說它也具有抗貧血和滋補的特性。

有些藥物可能以胡桃油為一種成分,傳統使用上它具有以下療效:

◎以症狀治療而言,對於靜脈病變的症狀無法完全根治,例如:腿部腫脹,痔瘡的症狀以及輕微的腹瀉。

它可以局部用來治療:

◎頭皮發癢、去除頭皮屑。

◎它可以作為一種附屬的潤膚劑以及止癢劑,來治療皮膚病。

◎治療曬傷和表皮灼傷。

◎可作為蛀牙以及口腔的止痛劑。胡桃葉的萃取汁液可用於美容。(Bruneton 1995)。

內服療效

胡桃油聲稱對於神經和腦細胞有保護效果,也可以防止動脈硬化和佝僂,它也是一種溫和的瀉藥(Bartram 1996)。

在針對某些特定人口的觀察以及有控制的研究中顯示,經常食用胡桃可以減少缺血性心臟病和心肌梗塞的死亡率。這個實驗的對象,在飲食中添加較多的胡桃,結果顯示這些人的總膽固醇含量和對照組有明顯的落差(Sabaté et al 1993)。從乾胡桃中泖出的茶可用作皮膚病和帶狀皰疹的洗劑(Bartram 1996)。

外用療效

據說對治療濕疹有效(Bartram 1996)。

化妝品方面的運用

用於頭髮和皮膚保養配方。

烹調的使用

未精煉的胡桃油是一種高品質烹調用油，使用於沙拉醬和馬鈴薯料理時，會散發出一種很棒的味道。在法國胡桃細緻的風味使用於蛋糕、麵包和豆類料理中。胡桃仁在硬殼形成前，可以先挑選出來醃漬成美味的醃漬品。未成熟的果實和葉子，也可以用來增添酒的風味或製作餐前酒。

自然長出的堅果可能是有點髒髒的咖啡色，有機栽種的堅果會以清水洗淨。大型廠商經常會把它們放在漂白劑內浸泡，使它們對消費者更具吸引力。這麼做會使它帶有一點苦味，而未經漂白的胡桃對健康最好。因此有機栽種未經漂白的胡桃，可以做出最好的油以使用於食品和芳香療法。

注意事項

雖然胡桃木可能有刺激性，但是並無任何報告指出胡桃油有刺激性（Schleicher 1974）。

參考資料

Bartram T 1996 Encyclopedia of herbal medicine. Grace, Christchurch p. 449
Bruneton J 1995 Pharmacognosy, phytochemistry, medicinal plants. Intercept, Andover p. 348
Mabey R (ed.) 1988 The complete new herbal. Elm Tree Books, London p. 161
Sabaté J, Fraser G E, Burke K, Knutsen S F, Bennett H, Lindsted K D 1993 Effects of walnuts on serum lipid levels and blood pressure in normal men. New England Journal of Medicine 328:603–607
Schleicher H 1974 Uber phytogene allergische Kontaktekzeme. Dermatologische Monatsschrift 160: 433
Weiss R F 1988 Herbal medicine. Beaconsfield Publishers, Beaconsfield p. 332

小麥胚芽油 Wheatgerm oil

拉丁學名： *Triticum vulgare, T. durum, T. aestivum*

科名： 禾本科（Graminae）

詞源

wheat（小麥）這個字源自 *whete*，在中世紀英文（1151～1500）中，*whete* 是「白色」的意思。

植物及其環境

原產於西亞的穀類植物，但在亞熱帶裡和溫帶地區也廣泛栽種。其莖高達 1 公尺約 3 英呎，每桿莖會長出一個圓柱狀的頭，每個頭有上百個花群，垂直成行。*T. durum* 這種小麥用於製作粗粒小麥粉和義大利通心粉，而 *T. aestivum* 則是用於製作麵包。小麥穀由 12 ％小麥殼（麩皮）、3 ％胚芽（包含維生素、礦物質和蛋白質），以及胚乳所組成，主要是澱粉和一些其他成分。

植物油特性

小麥胚芽油的維生素 E 含量高，是一種天然的抗氧化劑，因此它能夠加入其他基礎油作為防腐劑之用。雖然小麥胚芽油非常昂貴，但它是最富含維生素 E 的食品來源，此外大豆油也有高維生素 E 含量。但未精煉過的小麥胚芽油，有一股強烈的氣味會讓某些人感覺厭惡。

萃取方法

將小麥的麥穀磨成麵粉的過程，會將小麥胚芽分離出來，這個胚芽含有 25 ％的蛋白質、多種維生素和礦物質。

小麥胚芽油是從胚芽中萃取，但是值得注意的是這種油無法完全靠冷壓萃取。小麥胚芽油就像葡萄籽油一樣，僅含 13 ％左右的油，因此冷壓法所生產的量有限。於是小麥胚芽油是以類似浸泡的方式萃取（Stier 1990），但也可以使用溶劑萃取和熱壓法。

將小麥胚芽和品質較佳的冷壓油混合時，胚芽會吸收基礎油。之後再將吸足基礎油的胚芽冷壓，可以生產一種浸泡油，這種油含有 3 分之 1 的小麥胚芽油和 3 分之 2 的基礎油，基礎油如：橄欖油、甜杏仁油和向日葵油等。因為萃取方法的不同，油的成分可能會有不同的變化。

組成成分

類型	根據	含量
飽和脂肪酸		
C14：0	myristic acid 肉豆蔻酸	<0.1
C16：0	palmitic acid 棕櫚油酸	19(11～21)
C18：0	stearic acid 硬脂酸	1
C20：0	arachidic acid 花生酸	<1
C24：0	lignoceric acid 木焦油酸	<1
典型飽和脂肪酸單位含量		21
單一不飽和脂肪酸單位		
C16：1	palmitoleic acid 棕櫚烯酸	0.2
C18：1	oleic acid 油酸	18(15～26)

類型	根據	含量
典型單一不飽和脂肪酸單位含量		18
多元不飽和脂肪酸單位		
C18：2	linoleic acid 亞麻油酸	54(49～60)
C18：3	linolenic acid 次亞麻油酸	6
典型多元不飽和脂肪酸單位含量		60

物理特性

比重　　　　　　　　　　　0.920

維生素

含有維生素 A，B_1，B_2，B_3，B_6，E（含 3500 ppm 的量，其他油僅 250～600 ppm）以及 F。

礦物質： A，氯，鈷，銅，鐵，鉀，鎂，錳，鈉，硫，矽，鋅。

內服療效

在孩子的成長過程中，可幫助保持脊椎，骨頭和肌肉的健康。也能幫助預防濕疹，消化不良和靜脈曲張，據說它也有抗凝血的作用。小麥胚芽油由於富含維生素 E，具有抗氧化的特性，他也能幫助去除動脈中的膽固醇沈積物。它也是一種有用的食品油，可以對抗低密度脂蛋白；醫藥工業使用維生素 E 的抗氧化劑特性，與維生素 C 配合（Bruneton 1995）。克來能（Kleijnen et al 1989）已複審維生素 E 在心血管疾病上的作用。

外用療效

◎富含活化乾燥皮膚的脂溶性維生素（Sanecki 1987）。

◎被認為可以舒緩皮膚炎的症狀。

◎對疲勞的肌肉有益，是用於運動後按摩很好的基礎油。

化妝品方面的運用

對老化皮膚有益（Sanecki 1987），它自然的抗氧化作用是對抗自由基的最佳武器，它也有幫助細胞再生的特性，更具有軟化皮膚的功能（Battadia 1995）。

烹調用法

小麥胚芽油的高價位使它鮮少用於烹調。

注意事項

對小麥粉過敏的人，在使用芳香治療或按摩前，應先做皮膚反應測試。敏感的人經常使用於臉部，可能會助長毛髮生長。使用在嬰兒的皮膚上並不會造成不適（Stier 1990）。

參考資料

Battaglia S 1995 The complete guide to aromatherapy. Perfect Potion, Virginia p. 228
Bruneton J 1995 Pharmacognosy, phytochemistry, medicinal plants. Intercept, Andover pp 141–142
Kleijnen J et al 1989 Vitamin E and cardiovascular disease. Eur Journal of Clinical Pharmacology 37:541–544
Stier B 1990 Secrets des huiles de première pression à froid. Self published, Quebec p. 65
Sanecki K 1987 The domestic and cosmetic uses of herbs. In: Stuart M (ed.) 1987 The encyclopedia of herbs and herbalism. Black Cat, London pp 108–109

芳香療法植物油寶典 *Carrier Oils*
For Aromatherapy & Massage

第三章

附　　錄

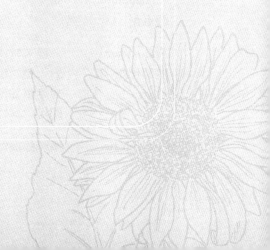

芳香療法植物油寶典
Carrier Oils
For Aromatherapy & Massage

專 業 術 語

Abortifacient 引起流產	引起墮胎；造成胎體剝落。
Acid value 酸價	是一種植物油或樹脂中游離脂肪酸的含量單位。中和 1 公克油脂中的游離脂肪酸所需要的氫氧化鉀毫克數。
Amino acid 氨基酸	將蛋白質分子組合在一起的成分，至少有 20 種以上的天然氨基酸。
Analgesic 止痛劑	藉由改變感覺能舒緩疼痛，但不是麻醉。
Anaphylaxis 過敏反應	嚴重的過敏反應可能會使血壓遽降，肺部呼吸道緊縮，腹部疼痛，以及喉嚨、舌頭腫脹。
Antalgic 鎮痛劑	止痛藥；減少痛覺。
Anthelmintic 驅蟲劑	驅除腸道內的寄生蟲，驅蠕蟲藥。
Antioxidant 抗氧化劑	一種天然或合成的物質，能夠減少自由基對人體的破壞，如：維生素 C 和 E。β－胡胡蘿蔔素也是一種抗氧化劑。抗氧化亦即可以減緩脂肪酸的氧化。
Antipruritic 止癢	緩解搔癢的一種藥。

Aperient 緩瀉藥	幫助緩瀉的藥。
Astringent 止血藥	使組織收縮，控制出血；止血藥。
Beta-carotene β－胡胡蘿蔔素	兩個維生素Ａ分子連結而成，是一種橙色的植物性顏料。
Cathartic 瀉藥	強烈導瀉藥。
Cicatrizant 癒合劑	幫助組織結痂，幫助傷口癒合的一種藥。
Cis- 化學之結構式 表示「順式」	單獨的氫原子和碳原子連結處，是雙鏈的一個部分，兩者皆位於脂肪酸分子的同一邊。
Cold pressed 冷壓	一種廣告術語用來暗示食用油的品質。 （Erasmus 1986）
Desaturation 未飽和度	以酵素將脂肪酸分子中的兩個氫原子，從相鄰的碳原子上去除，如此就可以創造出一個多出來的鏈。
Diaphoretic 發汗劑	一種增加汗水的藥劑；排汗劑。
Drupe 核果	亦即一種有果肉的水果，裡面有一到兩個種子，種子外皮有著石頭般堅硬的表層（內果皮），例如：李子。

Drying oil 乾性油	大部分的植物油都會有不同程度的氧化，形成具有黏性的薄膜，最後乾硬。這種特性使它用來製作去污劑、木頭保護漆，以及其他的產品。
Elongation 延長	由兩碳原子藉由酵素將脂肪酸鏈延長。
Enzyme 酵素	人體產生的一種蛋白質，可以促使某些特定的化學反應發生。
Erucic acid 芥酸	一種具刺激性的有毒化合物，可在許多種油菜籽油中發現。這種物質已經被以基因篩選的方式從植物中分離出來。
Essential fatty acids 必需脂肪酸	會命名為「必需」是因它們對人體健康是必需的。那些脂質分子在碳鏈中含有兩個或更多雙鍵，是人體無法自行製造的，$\Omega-6$ 脂肪酸是最常見的是亞麻油酸，可於堅果和種子裡發現；$\Omega-3$ 脂肪酸最常見的是 $\alpha-$ 亞麻油酸，可在魚類中發現，但是有時也會在草、牛奶以及在某些堅果和種子中發現，$\Omega-6$ 和 $\Omega-3$ 十分脆弱的容易被自由基、熱和氧所破壞。（圖 2.4 和圖 2.5）
Fixed oil 穩定油	不易揮發的油；含有脂肪酸酯類的植物油，通常是三酸甘油脂。
Free radicals 自由基	以某種特別方式成群結合的原子，能夠在短時間內的特定狀況下自由存在，且它們含有不成對的電子會占有並破壞其他分子。

Galactogogue 催奶劑	促進乳汁的分泌。
Hypervitami- nosis 維生素過多症	為一種維生素攝取過多的症狀，攝取過多的脂溶性維生素會有嚴重的影響，例如維生素 A。
Hypoglycaemic 降血糖劑	一種用來降低循環血液濃度的藥劑。
Iodine value 碘價	碘價（IV）是油中脂肪酸不飽和程度的測量單位，當碘（氯化碘形式）被加入不飽和脂肪酸所形成的三酸甘油脂，其中的一個碘分子會和雙鏈的碳產生反應使之飽和。碘價是一百公克的油在飽和過程中，所需碘的公克數。因此碘價愈高，表示油的不飽和程度愈高。參見附錄 A。
Lactogenic 催乳	促進乳汁的分泌；催乳劑。
Laxative 緩瀉	去除腸道內容物，幫助排泄。
Leukotrienes 白三烯素	活化白血球的驅化作用，並可解決發炎。
Lipid 脂質	所有脂肪、油類和含油性物質的通稱；為油性或類油性物質，不溶於水但可溶於脂肪溶劑中。
Lipolytic 分解脂肪的	分解脂肪。

Lipophilic 親脂性的	與脂類有非常密切的關係。
Lipoprotein 脂蛋白	一種蛋白質和脂肪的結合物質;是血液和淋巴系統在循環系統裡運送油脂和膽固醇的運輸的工具。
Nephrosis 腎病變	腎疾病,腎組織的退化。
Parenteral 非口服的	透過其他的方式取代透過胃腸道口服的方式;將某些特殊物質經由皮下靜脈、肌肉組織或脊椎注射進入生物體(Hensyl 1990)。
Prophylactic 預防	預防疾病。
Prostaglandins 前列腺素	部分氧化脂肪酸,它們與大多數的生物活動有關,包括平滑肌的收縮、分泌、血液流動、再生、血小板的功能、呼吸、神經傳導、脂肪新陳代謝、免疫系統反應;前列腺素在發炎、長瘤(癌)、發燒和激烈疼痛等狀況中扮演著重要的角色(Goodnan 1994)。血小板中的血栓素(一種改變過的前列腺素)會使血管收縮、血小板集中。前列腺素約有 30 種。
Purgative 瀉劑	強烈的通便劑。
Rancidity 腐敗	當脂肪在高熱、有氧的環境下會產生一種臭味以及不佳風味,這是因為氧化作用使然,氧氣與不飽和脂肪酸結合導致這樣的結果,油應被保存在乾燥陰涼處,並且隔

	絕氧氣。
Refined oil **精煉油**	一種經過再次處理：去色、除味以及去除沈澱物的植物油。
Raynaud's disease **雷諾氏症**	因為暴露在寒冷的環境下造成血管栓塞或引起血液無法送達四肢。
Smoke point **發煙點**	植物油分子在加熱後開始分解，並且產生煙霧的溫度點。飽合脂肪有較高發煙點，植物油中單一和多元不飽和脂肪酸含量越多發煙點越低。
Styptic **止血藥**	一種具有止血效用的藥，可以停止出血；止血劑。
Sudorific **發汗劑**	一種可以發汗的藥；發汗劑。
Tonic **補劑**	產生或恢復正常的活力或注意力（健康狀態）的補充劑。
Trans- **反式**	脂肪酸分子的兩端，單一氫原子與碳原子雙鏈連結的地方。
Urticaria **蕁麻疹**	一種過敏症，又稱 hives，其特徵是會有發癢的疹塊。
Vermifuge **驅蟲劑**	驅逐腸道寄生蟲劑。
Vulnerary **外傷藥**	促進傷口癒合的藥。

芳
香
療
法
植
物
油
寶
典
Carrier Oils
For Aromatherapy & Massage

參考資料

Emerson M, Ewin J 1996 A feast of oils. Thorsons, London pp 125–134

Erasmus U 1986 Fats and oils. Alive, Vancouver p. 340

Goodman S 1994 The role of essential fatty acids in cancer. International Journal of Alternative and Complementary Medicine May

Hensyl W R 1990 Stedman's Medical Dictionary. 25th Edition. Williams and Wilkins, London: 1139–1140.

附錄 A

穩定基礎油的特性和價值

植物油名稱	止痛	抗發炎	止癢	抗痙攣	抗病菌	氣喘	收斂	燒傷	龜裂的皮膚	殺菌	頭皮屑	乾燥和脫屑的肌膚	濕疹、皮膚炎	軟化	痔瘡
甜杏仁 Almond sweet		X	X									X	X	X	
杏桃仁油 Apricot kernel			X									X	X	X	
鱷梨 Avocado		X								X		X		X	
琉璃苣 Borage		T											X	X	
金盞菊 Calendula		TX		TI				T	T	X	TIX		X		
亞麻薺 Camelina														X	
胡蘿蔔 Carrot			X							X			X		
蓖麻 Castor															
櫻桃籽 Cherry stone													X		
可可果 Cocoabutter													X		
椰子 Coconut								T					X		
玉米 Corn													I	X	
月見草 Evening primrose												X	X	IX	
葡萄籽 Grapeseed															
榛果 Hazelnut							X								
大麻籽 Hemp	T													T	
雷公根 Hydrocotyle								T						T	
荷荷芭 Jojoba	T	X							X			TX	X		
夏威夷果 Kukui												X	X		X
萊姆花 Lime blossom,linden	X		X	I										X	
亞麻籽 Linseed								X		T				X	
澳洲堅果 Macadamia														X	

芳香療法植物油寶典 *Carrier Oils For Aromatherapy & Massage*

皮膚、頭髮症狀 植物油名稱	止痛	抗發炎	止癢	抗痙攣	抗病菌	氣喘	收斂	燒傷	龜裂的皮膚	殺菌	頭皮屑	乾燥和脫屑的肌膚	濕疹，皮膚炎	軟化	痔瘡
白芒花籽 Meadowfoam														X	
橄欖 Olive		X					X	X				X		X	
棕櫚核仁 Palm Kernel									TX					X	
西番蓮花 Passionflower	T		T	T											
桃仁 Peach		X										X	X		
花生 Peanut														X	
南瓜籽 Pumpkin														I	
玫瑰果 Rosehip					T			X				X			
紅花 Safflower										X		X			
芝麻 Sesame												X			T
大豆 Soya															
聖約翰草 St. John's wort		X			I			X			T				X
向日葵 Sunflower					X							X		X	X
水蒜芥籽 Sisymbrium												T			
瓊崖海棠 Tamanu	TX	TX						T	X	T					
胡桃 Walnut			T								T	T	XT		
小麥胚芽 Wheatgerm												X	XI		

T＝傳統用法　X=外用　I＝口服

皮膚、頭髮症狀	護髮	脂漏性皮膚炎	乾癬	疤痕	敏感性肌膚	瘀傷扭傷	防曬	皮膚滋潤	曬傷	防曬劑	潰傷	微血管破裂與靜脈曲張	傷口	皺紋和老化肌膚
甜杏仁 Almond sweet			X						X					
杏桃仁油 Apricot kernel			X											X
酪梨油 Avocado														X
琉璃苣 Borage			X											X
金盞菊 Calendula					TX						T	TX	TX	
亞麻薺 Camelina	X													
胡蘿蔔 Carrot			X	X				X						X
蓖麻 Castor	T												X	
櫻桃籽 Cherry stone														
可可果 Cocoabutter														T
椰子 Coconut	TX							X		X				X
玉米 Corn														
月見草 Evening primrose			X										TX	X
葡萄籽 Grapeseed														
榛果 Hazelnut	X	X						X		X				
大麻籽 Hemp														
雷公根 Hydrocotyle												T		T
荷荷芭 Jojoba	T	X	X					X					T	
夏威夷果 Kukui		X	X					X						X
萊姆花 Lime blossom,linden														X
亞麻籽 Linseed														
澳洲堅果 Macadamia	X													X
白芒花籽 Meadowfoam														
橄欖 Olive						X	X							
棕櫚核仁 Palm Kernel	TX							X		X				X
西番蓮花 Passionflower														

芳香療法植物油寶典
Carrier Oils For Aromatherapy & Massage

植物油名稱 ＼ 皮膚、頭髮症狀	護髮	脂漏性皮膚炎	乾癬	疤痕	敏感性肌膚	瘀傷扭傷	防曬	皮膚滋潤	曬傷	防曬劑	潰瘍	微血管破裂與靜脈曲張	傷口	皺紋和老化肌膚
桃仁 Peach					X									X
花生 Peanut									X					
南瓜籽 Pumpkin														
玫瑰果 Rosehip			X										X	X
紅花 Safflower														
芝麻 Sesame	X		X			X					X			
大豆 Soya														
聖約翰草 St. John's wort						TX		X	X			TX	TX	
向日葵 Sunflower			X			X					X			
水蒜芥籽 Sisymbrium			T											X
瓊崖海棠 Tamanu			X											
胡桃 Walnut									T				T	
小麥胚芽 Wheatgerm												I		X

T ＝傳統使用方法　X＝外用　I ＝口服

植物油名稱 \ 其他症狀	焦慮與壓力	循環	糖尿病	腹瀉	利尿劑	高血壓	輕瀉、緩瀉劑	降低膽固醇	暈眩	風濕	驅蟲藥
甜杏仁 Almond sweet							I	I			
杏桃仁油 Apricot kernel							I	I			
鱷梨油 Avocado							I				
琉璃苣 Borage						T		I			
金盞菊 Calendula											
亞麻薺 Camelina											
胡蘿蔔 Carrot											
蓖麻 Castor			I				I			T	
櫻桃籽 Cherry stone											
可可果 Cocoabutter						T					
椰子 Coconut		T									
玉米 Corn								I			
月見草 Evening primrose		I				I				I	
葡萄籽 Grapeseed						I					
榛果 Hazelnut		X	I								
大麻籽 Hemp											
雷公根 Hydrocotyle		T									
荷荷芭 Jojoba										X	
夏威夷果 Kukui											
萊姆花 Lime blossom,linden	TIX				TI	T				X	
亞麻籽 Linseed							TI				
澳洲堅果 Macadamia							I	I			
白芒花籽 Meadowfoam											
橄欖 Olive	X		X			T	TI	I	XI		
棕櫚核仁 Palm Kernel		T									

芳香療法植物油寶典
Carrier Oils
For Aromatherapy & Massage

植物油名稱 \ 其他症狀	焦慮與壓力	循環	糖尿病	腹瀉	利尿劑	高血壓	輕瀉、緩瀉劑	降低膽固醇	暈眩	風濕	驅蟲藥
西番蓮花 Passionflower	TXI								T		
桃仁　Peach							I	I			
花生　Peanut										X	
南瓜籽 Pumpkin	I				I		I				I
玫瑰果 Rosehip					TI		T				
紅花　Safflower		I	I		I		TI	I		I	
芝麻 Sesame							TI			X	
大豆 Soya								I			
聖約翰草 St. John's wort	TI				T				X	X	
向日葵　Sunflower					I			I		TX	
水蒜芥籽　Sisymbrium											
瓊崖海棠 Tamanu				T					X		
胡桃　　Walnut							I				
小麥胚芽 Wheatgerm								I			

T＝傳統使用方法 X=外用 I＝口服

附錄 B

碘價表

植物油名稱		（IV）
甜杏仁	Almond	95～103
杏桃仁 Apricot kernel		95～115
鱷梨	Avocado	80～95
黑醋栗 Blackcurrant		143
琉璃苣	Borage	140～170
奶油	Butter fat	26～38
亞麻薺	Camelina	155～165
蓖麻	Castor	84
櫻桃籽 Cherry kernel		103～117
可可 Cocoa butter		40
椰子	Cocount	9
玉米	Corn	124
往下滴	Dripping	35～45
月見草 Evening primrose		140～170
葡萄籽 Grapeseed		125～145
榛果	Hazelnut	90～100
荷荷芭	Jojoba	80～85
豬油	Lard	47～67
亞麻籽	Linseed	185

植物油名稱		（IV）
澳洲堅果 Macadamia		70～80
白芒花籽 Meadowfoam		90～105
橄欖	Olive	80～90
西番蓮花 Passionflower		137～147
桃仁 Peach kernel		103
花生	Peanut	80～106
開心果	Pistachio	88
南瓜籽	Pumpkin	119
油菜籽	Rapeseed	102
米糠油	Rice bran	109
玫瑰果	Rosehip	183
精煉紅花 Safflower refined		140～150
紅花 Safflower high oleic		87～94
芝麻	Sesame	103～118
大豆	Soya	125～140
精煉向日葵 Sunflower refined		120～140
高油酸向日葵 Sunflower high oleic		80～90
胡桃	Walnut	145～158
小麥胚芽 Wheatgerm		115～140

參考資料與來源

Fox B A 1970 Food Science: a Chemical Approach. Unibooks, English University Press, London
Keville K, Green M 1995 Aromatherapy: a complete guide to the healing art. Crossing Press, Fredom
Product information sheets, undated, Anglia Specialty Oils, Kingston Upon Hull
Product Information leaflet, undated, Jan Dekker International, Wormerveer

附錄 C 其他可能會使用到的植物油

多香果 Allspice（*Pimenta dioica*）

多香果油萃取自多香果樹的葉子，這種植物生長於北瓜地馬拉。多香果油多用於軟化及調味上。

巴西堅果油 Brazil nut oil（*Bertholettia excelsa*）

在巴西生長的植物，富含亞麻油酸具有軟化作用。

羽葉棕櫚果油 Cohune oil（*Orbignya cohune*）

為一種在瓜地馬拉生長的棕櫚樹種；其植物油含有類似椰子油的脂肪酸。

芒果籽油 Mango seed oil（*Mangifera indica*）

由於富含三酸甘油脂，其融化點低低溫時此油會呈固體狀態。

大溪地島油 Monoi oil

此油取自大溪地一種叫做 tumu ha'ari 樹的果實，以及大溪地國花 tiare；將其兩種結合使用；可作為頭髮的潤髮劑。

乳油木果油 Shea butter（*Butyrospermum parkii*）

乳油木果油是提煉自乳油木堅果的植物油。它含有高含量的非皂化成分，尤其是肉桂酸脂類。

天然婆羅州牛油脂 Shorea stenoptera butter

（*Shorea stenoptera*）

從一種非原生樹種的堅果取得，這種油類似於椰子油。

參考書目和來源

Alander J, Wennermark B 1992 Vegetable fats for cosmetic applications. in Fridd P (ed.) Natural Ingredients in cosmetics – II. Micelle, Weymouth

Bailey L H 1963 How plants get their names. Dover, New York

Coombes A J 1994 A–Z of plant names. Chancellor, London

Collings A J 1992 How safe is 'natural'? in Fridd P (ed.) Natural Ingredients in cosmetics II. Micelle, Weymouth p 24

Drury N, Drury S D 1988 Healing oils and essences. Robert Hale, London

Edwards G (ed) 1953 Vegetable oils and fats. Unilever Educational

Erasmus U 1986 Fats and oils. Alive Books, Burnaby

Goldstein R, Augustin A, Purucker E et al 1990 Effect of vitamin E and allopurinol on lipid peroxide and glutathione levels in acute skin grafts. Journal of Investigative Dermatology 95:470

Grant & Joice 1985 Food combining for health. Thorsons, London

Hölzl J, Demish L, Gollnik B 1989 Investigations about antidepressive and mood changing effects of Hypericum perforatum. Planta Medica 55:643

Houghton C 1995 Essential facts about specialty oils. Cosmetics & Toiletries Manufacturers & Suppliers Dec95/Jan96 9(8):20– 21

Hudson J B, Lopez–Bazzochi I, Towers G H N 1991 Antiviral activities of hypericin. Antiviral Research 15:101–112

Jeans H 1978 Natural oils from nuts & seeds. Thorsons, London

Jojoba: a botanical with proven functionality. Cosmetics & Toiletries June 98:81–82

Mabey R 1988 New Herbal. Elm Tree Books, London

McCance and Widdowson's The composition of foods, 5th ed. Royal Society of Chemistry and Ministry of Agriculture, Fisheries and Food. Cambridge 1991

Miller D G, Williams S K, Palombo J D, Griffin R E, Bistrian B R, Blackburn G L 1987 Cutaneous application of safflower oil in preventing essential fatty acid deficiency in patients on home parenteral nutrition. American Journal of Clinical Nutrition September 46(3): 419–423

Mindell E 1991 Evening primrose oil: what is it? The Vitamin Connection July/August pp 37–38

Palan P, Mikhail M, Basu J et al 1991 Plasma levels of antioxidant beta–carotene and alpha–tocopherol in uterine cervix dysplasia and cancer. Nutrition and Cancer 15:13–20

Patnaik N 1993 The garden of life. Aquarian, London

Pénoël D 1981 Phytoguide no. 1. International Phytomedical Foundation, La Courtête

Press M, Hartop P J, Prottey C 1974 Correction of essential fatty–acid deficiency in man by the cutaneous application of sunflower–seed oil. The Lancet, I 597

Product Data Sheets. Roche, Welwyn Garden City

Product Data Sheets. VSP, Papendrecht

Product Data Sheets. Slater & Frith, Wroxham

Product Data Sheets. Guinness Chemical, Reading

Product Data Sheets. Anglia Oils, Hull

Prottey C 1977 Investigation of functions of essential fatty acids in the skin. British Journal of Dermatology 97:29

Reuter H D 1993 Hypericum als pflanzliches antidepressivum. Zeitung für Phytotherapie 14:239–254

Rice R 1991 A fatty problem. The Vitamin Connection, July/August 12–13

Shreeve C 1991 Rheumatoid arthritis: nature's remedies. The Vitamin Connection July/August p. 9

Stodola J, Volak J 1985 Herbs. Octopus, London

Stearn W T 1983 Botanical Latin. David & Charles, Newton Abbot

Trease G E, Evans W C 1983 Pharmacognosy. Baillière Tindall, Eastbourne

Vetvicka V 1985 Trees and shrubs. Octopus, London

Wade C 1973 Fats, oils and cholesterol. Keats, New Canaan

Len Price 與 Shirley Price 的其他芳療書籍

Shirley Price 1994 Practical aromatherapy. Thorsons, London 3 edn

Shirley Price, Jane Harris, Helen Sanderson 1991 Aromatherapy for people with learning difficulties. Hands on / Shirley Price Aromatherapy Publishing, Hinckley 1 edn

Shirley Price 1991 Aromatherapy for common ailments. Gaia, London 1 edn

Shirley Price 1993 Aromatherapy workbook. Thorsons, London 1 edn

Shirley Price, Len Price 1999 Aromatherapy for health professionals. Churchill Livingstone, Edinburgh 2 edn

Shirley Price, Penny Price Parr 1996 Aromatherapy for babies and children. Thorsons, London 1 edn

讀者回函卡

感謝您購買本書，為了提供您更好的服務，請填妥以下資料。
我們將定期寄給您最新書訊、優惠通知及活動消息，當然您也可以E-mail:
Service@coolbooks.com.tw，提供我們寶貴的建議。

您的資料（請以正楷填寫清楚）

購買書名：＿＿＿＿＿＿＿＿＿＿＿＿＿＿＿＿＿＿＿＿＿＿

姓名：＿＿＿＿＿＿＿＿＿　生日：＿＿＿＿年＿＿＿月＿＿＿日

性別：□男　□女　　E-mail：＿＿＿＿＿＿＿＿＿＿＿＿＿＿

住址：□□□＿＿＿＿縣市＿＿＿＿鄉鎮市區＿＿＿＿＿＿＿路街

　　　　＿＿＿段＿＿＿巷＿＿＿弄＿＿＿號＿＿＿樓

　　　連絡電話：＿＿＿＿＿＿＿＿＿＿＿＿＿＿＿＿＿＿

職業：□傳播　□資訊　□商　□工　□軍公教　□學生　□其他：＿＿＿

學歷：□碩士以上　□大學　□專科　□高中　□國中以下

購買地點：□書店　□網路書店　□便利商店　□量販店　□其它：＿＿＿

購買此書原因：＿＿＿　＿＿＿　＿＿＿　＿＿＿　＿＿＿（請按優先順序填寫）

1 封面設計　2 價格　3 內容　4 親友介紹　5 廣告宣傳　6 其它：＿＿＿＿

本書評價：＿＿＿封面設計　1 非常滿意 2 滿意 3 普通 4 應改進

　　　　　＿＿＿內容　1 非常滿意 2 滿意 3 普通 4 應改進

　　　　　＿＿＿編輯　1 非常滿意 2 滿意 3 普通 4 應改進

　　　　　＿＿＿校對　1 非常滿意 2 滿意 3 普通 4 應改進

　　　　　＿＿＿定價　1 非常滿意 2 滿意 3 普通 4 應改進

給我們的建議：＿＿＿＿＿＿＿＿＿＿＿＿＿＿＿＿＿＿＿＿＿

＿＿＿＿＿＿＿＿＿＿＿＿＿＿＿＿＿＿＿＿＿＿＿＿＿＿＿＿＿

＿＿＿＿＿＿＿＿＿＿＿＿＿＿＿＿＿＿＿＿＿＿＿＿＿＿＿＿＿

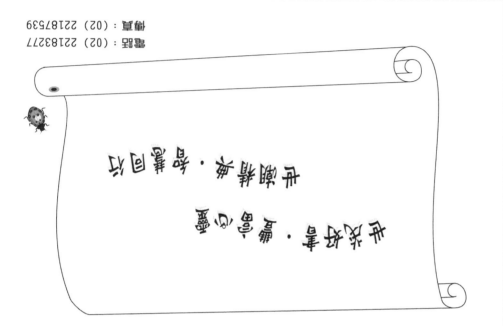

傳真：(02) 22187539
電話：(02) 22183277

掌握時事・投資理財

開拓視野・成長心靈

廣告回函
北區郵政管理局登記證
北台字第9702號
免貼郵票

231台北縣新店市民生路19號5樓

世茂
世潮　出版有限公司　收
智富

・特別說明：芳香療法為一種輔助療法，在使用芳香療法做治療前，必須請
　教醫師及專業人員。
　作者與出版商無法監控他人使用精油，故使用精油時，用者當審慎行事。
　作者與出版商不保證其使用功效或對其使用效果負責。

芳香療法 21
芳香療法植物油寶典

編 著 者／Len Price With Ian Smith & Shirley Price
審 定 者／張元貞
翻 譯 者／源臻芳香照護學院出版團隊
責任編輯／紀淑玲
特約編輯／戴嘉宏
封面設計／韋采伶
出 版 者／世茂出版有限公司
發 行 人／簡玉芬
登 記 證／局版臺省業字第564號
地　　址／(231)新北市新區市民生路19號5樓
電　　話／(02)2218-3277
傳　　真／(02)2218-3239　(訂書專線)
　　　　　(02)2218-7539
劃撥帳號／19911841
戶　　名／世茂出版有限公司
　　　　　單次郵購總金額未滿500元（含），請加50元掛號費
酷 書 網／www.coolbooks.com.tw
排　　版／萬華文化事業有限公司
製　　版／辰皓國際出版製作有限公司
初版一刷／2006年10月
　七刷／2018年1月

定　　價／270元
I S B N／957-776-802-4

本書如有破損、缺頁、裝訂錯誤，請寄回更換
Printed in Taiwan

國家圖書館出版品預行編目資料

芳香療法植物油寶典／Len Price, Ian Smith, Shirley
　　Price 著；源臻芳香照護學院出版團隊譯.--
初版. --臺北縣新店市；世茂, 2006[民 95]
　　面；　　公分. --（芳香療法；21）
譯自：Carrier Oils For Aromatherapy & Massage
ISBN　978-957-776-802-5（精裝）

1. 芳香療法　2. 植物精油療法

418.52　　　　　　　　　　　　　　　　95019371